岩田健太郎

# ケニアのスラムで高血圧を治さない

Bahati Haina Dawa

類化性能と別化性能

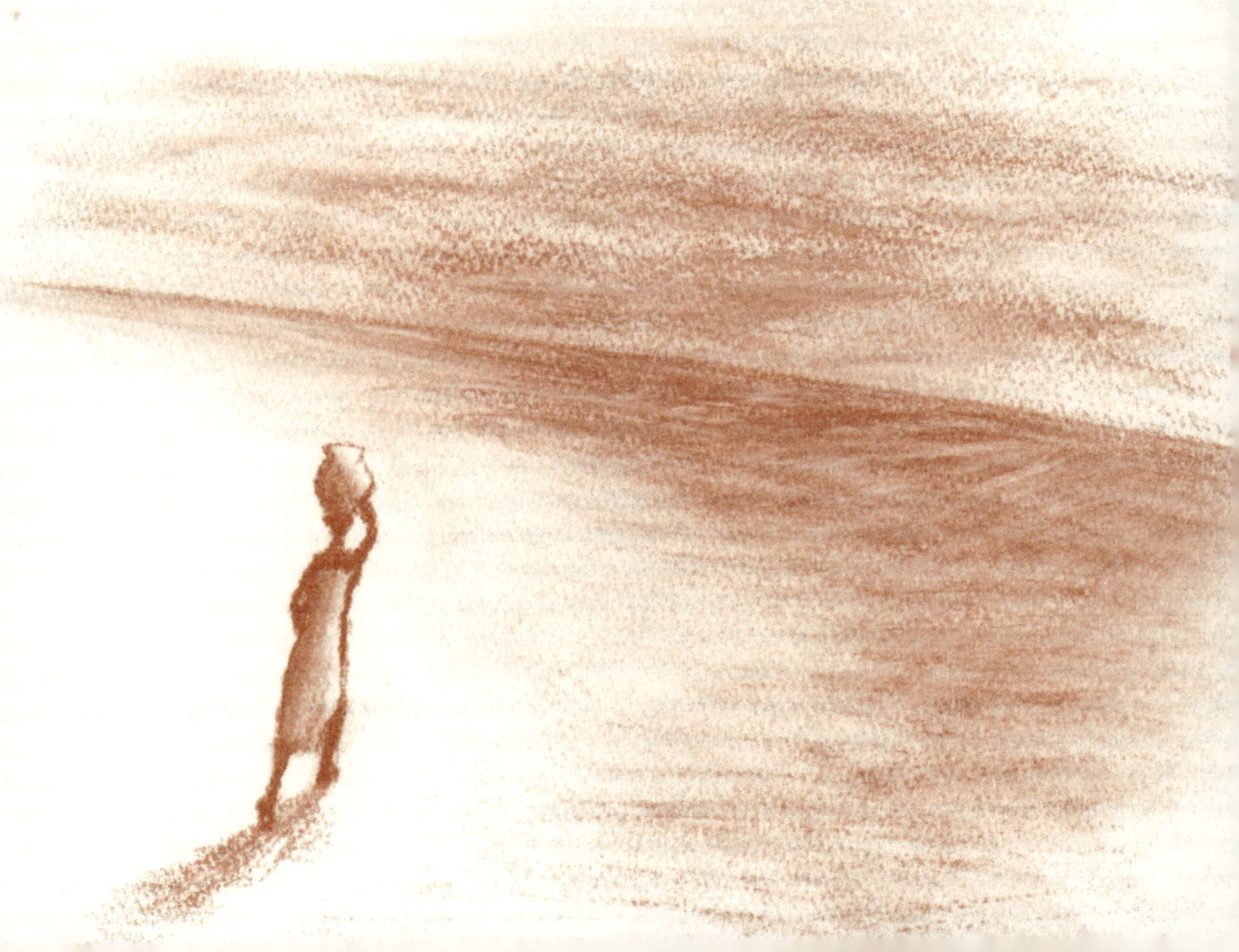

私は旅や探検家が嫌いだ

――クロード・レヴィ＝ストロース（『悲しき熱帯』より）

# 目次

# いつものように割と長めのプロローグ

アフリカ大陸に行くのは初めてのことである。長い間行きたいと思っていたが、ついつい機会を失っていた。ひょんな機会でケニアに行くことになったが、ケニアがどんな国かまったく知らなかったし、出発直前まであれやこれやで忙しく、予習する暇もなかった。とにかく腸チフス、髄膜炎菌、それに黄熱病のワクチンを打って（本当は必要なかったのかもしれないが）、トランクに荷物を詰め込んで機上の人となったのである。二〇一〇年九月二〇日のことだった。

本書はその後過ごした一週間あまりのケニア滞在中に書いた本である。しかし、本書はケニアの解説本ではないし、ケニア医療やケニアにおける疾患、ケニアにおけるエイズの解説本ではない。お世話になった稲田頼太郎先生のケニアにおける活動のドキュメンタリーでもない。おそらくは、旅行記・紀行文ですらない。

ケニアやケニア医療の解説本は、この国にコミットして長いその道の専門家が書くべきものだ。ケニアの感染症についても熱帯医学の専門家がいる。これもケニアやアフリカ感染症に深くコミットした専門家の書くべき領域で、僕のようなやくざな感染症屋が書くことなどほとんどない。

本書は決して、断固としてドキュメンタリーではない。

この本に書いている内容は僕が観察したことに関係する内容である。観察と取材は異なる。取材はえぐり取るように対象に入り込んでいく。関係者にインタビューし、時には挑発すらする。不明な点は裏を取り、問題点をリストアップし、その問題意識を底本にソリューションを提言する、とこんな感じが取材というものの定型である。

観察は、ただ見るだけだ。もしよくわからなかったとしても「よくわからないなあ」と思いながら、首をかしげながら、興味深く見つめるだけである。わからないことは主観的に想像するだけだ。客観的な「事実」を希求する必要はない。深くしつこく立ち入ることなく、掘り下げることもない。決して取材をしたり、裏を取ったりはしない。

アーネスト・ヘミングウェイはある人物と会話をしているときに、その人物から質問攻めにあったことがある。リルケについてどう思うか、ハックルベリー・フィンはどうか、と次々にコメントを求められ、閉口したヘミングウェイは「これは会話ではなく、インタビューになっている」と言ったものだ。取材・インタビューというものは本質的に侵襲的で相互作用的ではない。時に攻撃的ですらある。そのことに自覚的であるジャーナリストは多くないと僕は思う。取材が侵襲的で攻撃的であることそのものがいけないというのではない。しかし、取材がそういう攻撃性を伴っていることについて、取材者は常に自覚的でなければいけないとは思う。

今回のツアーにおける僕の与えられた立場はボランティアの医療者のそれで、取材者のそれではない。ジャーナリストのそれではない。取材者の目を僕はしていない。決して侵襲的でも、攻撃的でもあってはならない。今回ケニアに旅した僕のミッションはケニアのスラムで尽くすことであり、それはボランティア・ワークと呼ばれるものである。そしてこの中からどのように僕が今後ケニアのエイズにコミットしていくことができるか検討するための旅である。決して、断固として取材ではないのである。

カンボジアのとあるチャリティー病院で医療教育をやっていたときの話である。アメリカの学生がボランティアとしてやってきた。ボランティアとしてやってきたはずなのに、職員に質問しまくって「取材」していた。彼らは好奇心旺盛で、あるいは報告書を完全なものにする必要があって、あれやこれやの疑問点を質問しまくったのである。そのために病院の業務は阻害される。アメリカからの寄付もあって、病院職員は苦い顔をしながらもそれを黙認せざるを得ない。何のためのボランティアだか、これではわからなくなる。

僕らがボランティアとしてある場所にいる場合、謙虚に慎ましやかに振る舞わなければならないのである。無神経にあれやこれや首を突っ込んでかぎ回ったりするものではない。ちょっとした会話の中でふとでてきた内容や情報を、あるいは相手が進んで語りたいと思う内容を謙虚に受け止め、「へえ、そうなんですか」と興味深げに耳を傾けるだけなのである。突っ込んで詳細を確認しようとしたり、ましてや議論をふっかけたりしてはならない。

主観的な観察のよいところは、それが主観的な観察であることを開示しているかぎり決して「間違えない」ことである。観察の対象そのものの妥当性は内容として検証されなければならない。内容が正しくないかどうかは、第三者が冷徹な眼差しをむけて吟味することができる。しかし、ある事物を僕が観察して、そのとき僕が感じたことは決して第三者には吟味しようがない。僕の感じ方、見解に「好き嫌い」の感情を感じることは可能かもしれないが、その「善悪」、その「当否」、その「正邪」について論じることはできないし、たとえ論じたとしてもそれは詮ない、むなしい感想にすぎない。ここでは議論の余地がない。

僕が本書で語る情報は、自分が観察したもの、書物、そして飲み会のときなどにふと話題になったこと、ふと漏らされたコメントだけが原資である。コメントは「対話」から生まれたもので「インタビュー＝取材」から得られた情報ではない。むろん、書物がその情報を目的とする場合は侵襲的な取材を伴った方がよいに決まっている。だからジャーナリストは皆、「取材」してしまうのだ。そのリスクは承知しながらもやはり仁義にもとる態度を取るのははばかられた。もちろん、露骨な間違えや勘違いは回避したいから、草稿は稲田頼太郎先生と宮城島拓人先生にご覧いただいて事実関係の確認を求めたり、あるいは僕の見解に対する意見を求めた。そのうえでもやはり、本書の内容に関する責任は言うまでもなくすべて著者たる僕にある。

本書はエッセイに区分される。僕の書いた本はよく「これは教科書というよりエッセイだな」などという評され方をするが、そのときのエッセイという言葉の語られ方は蔑みの意味を込めた語られ方である。エッセイは低く見られるのである。

この点については、尊敬する哲学者・鷲田清一さんの次の言葉を引用することにおいてのみ言及したい。鷲田さんはまずアドルノの言葉をひく。

学問の手続き、ならびにそれを哲学的に基礎づけた方法との関係において、理念としてのエッセイは体系にたいする批判から徹底的な結論を引き出してくる。概念による強固な秩序より、締めくくったり先取りすることのできない経験の方を重く見る経験主義の理論でさえ、多少とも一定していると考えられた認識の条件を検討し、あたうかぎり切れ目のない関連のなかで認識を展開するものであるかぎり、体系的であることに変りはない。経験論も、合理主義に劣らず、ベーコン以来―彼自身エッセイストであったが―「方法」であった。方法の無条件の正しさにたいする懐疑は、思考そのものの運びにおいてはほとんどエッセイによってのみ実地に移されたのであった。エッセイは、暗黙のうちに、非同一性の意識を斟酌している。それはラジカリズムを標榜しないことにおいてラジカルであり、原理への還元を極力慎み、全体に対して部分を強調する点において、断片的なものにおいて、ラジカルである。

（『文学ノート』テオドール・W・アドルノ著、三光長治ほか訳）

ここにアドルノの反方法主義こそ、かれをエッセイへの復権へとかりたてた動機であることが、じつによく見てとれる。単一の中心、普遍的な原理への還元という学問理念を疑い、方法的な整合性や体系的な構築性に対して断片的な思考の方が対置される。アドルノの反方法主義的思考は、「永遠の価値を専門にしている真正な哲学、切っても突いてもびくともしないように隙間なく組織化された学問、没概念で直感的な芸術」などに共通して見られる「排他的な純血種を目指す傾向」のうちに、「抑圧的秩序の痕跡」をかぎつけるのだ。くりかえせば、別のなにかをだしにしたエッセイの思考はつねに断片的であり、行き当たりばったりの思いつきでしかないという「見下し」がエッセイにはつきまとう。この非難は、「全体性なるものが与えられていること、ひいては主観と客観の一致ということを自明の理として仮定しつつ、全体が自家薬籠中のものであるかのごとく振る舞っている」。が、エッセイはあらゆる意味、あらゆる価値の法廷をみずからのうちに打ち樹てようとする人間のヒュブリス（傲慢）をこそ撃つ。

――『「聴く」ことの力―臨床哲学試論』鷲田清一（TBSブリタニカ、一九九九年）

本書はアドルノや鷲田さんが言及したところの「エッセイ」を目指すものである。旅の間に書き上げたもので、『オランダには何故ＭＲＳＡがいないのか?』(中外医学社)と同じ経緯で書かれている。

旅をしている間に一冊本を書いてしまう。これはよく驚かれることであるが、僕にとってはむしろ自然なことである。

毎日の日常からはアイデアは生まれてこない。僕は当然のように起き、朝食を食べ、自転車をこぎ、電車に乗り、オフィスに腰掛け、白衣に着替え、カンファレンスを開き……と一日が過ぎていく。そこには「ずれ」が生じないため、自らを内省することがない。あるいはその時間がない。

「ずれ」は論考を生む。旅のときに考えていることはむしろ日常のことである。まあ、電話がかかってこないとかくだらない会議がないとか、日常においては文章が書きにくいほかにも理由はあるのだけれど。

本書はかといって、紀行文ではない。トクヴィルやマルコ・ポーロ、レヴィ＝ストロースや司馬遼太郎が著したように旅先での感興を記しまとめたものではない。そう僕は考えている。何しろ旅をしていたというより、僕がやっていたのはひたすら患者をスラムで診ていたのだから。旅という言葉がもたらす動的な印象はここには皆無で、僕の毎日の行動はとても反復的で、代わり映えのしない、スタティックなものであった。このような異国での行動パターンは紀行文的ではないと僕は思う。史跡も名所も訪ねず、現地の有識者にも会わず、その地の歴史も掘り下げずに紀行文を書くことは困難だ。僕は本書を紀行文というジャンルに位置することはできないと思う。

じゃ、いったいこれは何なんだ？

ロラン・バルトは『表徴の帝国』で、「わたしは日本についての本を書いたつもりはない。これはエクリチュールについての本である」と書いている。本書もケニアを舞台にしてはいるが、ケニアについて書いている本ではない。

本書はそうですね、類化性能と別化性能の話なのですね。類化性能と別化性能というのは、民俗学者の折口信夫が考えたコンセプトだと中沢新一の書物から学んだことがある。ものごとを同じと了解する類化性能と、異なるものと感じる別化性能。この両者について考えに考えていたのが、今回のケニアでのミッションに見事にシンクロした。

思えば、海外に行って外国に関して論考するのは類化性能と別化性能の両者を同時進行で作用させることにほかならない。外国の特徴を外国のものと、日本ではないほかならぬ外国のものと認識するのは別化性能のなせる業である。しかし、その外国にいる個々の人たちの行動パターンや性質を一般化し、「同じもの」と見なさないと外国の論評はできない。これを可能にするのはほかならぬ類化性能である。「日本人とは」とか「ケニア人とは」という口調で僕らが語るのが、それである。外国について僕らが語るときは、必然的に類化性能と別化性能を同時進行で活用しているのである。これはものすごく精緻な作業だ。

本書はとっちらかっている。旅する人の心や頭はあちらこちらに浮遊し、飛散するからだ。でも、レヴィ＝ストロースの『悲しき熱帯』でも時間や空間を超えてあちらに行ったりこちらに行ったりしている。マルセル・プルーストの『失われた時を求めて』みたいに時間や空間を超えて「飛んでいく」。八〇年代風の言い方をすれば、スキゾフレニックな飛散の仕方である。だから、本書がとっちらかっていたとしても、まあいいんじゃないかと思う（我ながらすごい言い訳だが）。

むろん、哲学や人類学のプロではない僕がだらっと考えた雑考でそこには何の突き詰めも、厳格な吟味も、弁証法もない。旅の思考は基本的に「思いつき」である。学問の思考はその思いつきの根源的なまでの洗練で、削ったり足したり磨いたりを執念深く行う営為である。旅のリラックスした心もちにおいて、執念深い営為ほど似つかわしくないものは、ない。思いつきを記録に残し、これを開陳する。学問的な吟味などする必要はないし、それは野暮というものである。旅の記録とは、本来こういうものであろうと思うのであるが、そんないい加減な見解に同意しないという人がいたとしても、それにはもちろん、僕は反論するつもりはない。

二〇一〇年十月　木枯らしの吹き始めた自宅にて、あんなに夏が暑くても寒い冬はやってくるのだ、と当たり前のことに驚きつつ。

岩田健太郎

２０１０年９月20日

## パトリオティズム、関西空港

その日は試験とかあってくたくたに疲れていたが、気をとりなおして荷造りをする。最低限の準備はできていたのだが、ナイロビの気温とかチェックしていなかったし、適当なことこのうえない。気持ちがケニアに向かうことができないほど、この数週間、この数カ月、いやこの数年は忙しかったのだ。

標高が高いところで結構寒いことが判明したので慌ててトレーナーを追加。大丸で稲田先生へのお土産を買う。日本のものがよいか？　せんべいとかだとスーツケースの中でボロボロになりそうなのでいろいろ悩んで佃煮に。イカナゴの釘煮である。これはとても美味しい兵庫県の名産品だ。

信号のトラブルで関空特急「はるか」は遅れ、エミレーツ航空にチェックインを済ませたときは二十一時過ぎ。寿司を食おうという話になり、寿司屋で海鮮丼を頼むとこの時間でもうラストオーダーだという。早く出て行けと言わんばかりのせかせかしたサービスで、こちらもせかせかと海鮮丼を食う。二十三時過ぎに出る飛行機があるのに関空で食事をできる店はほとんど二十二時に全部閉まってしまう。二十一時三十分にはラスト・オーダーになってしまう。後述するドバイのようなハブ空港とはまったく考え方が異なるのだ。ちなみに海鮮丼は具も米もパサパサで、付いてきた天ぷらもひどい衣で辟易した。こんな日本食を食って日本を後にする外国人の気持ちを考えると暗澹たる思いになる。空港というのはその国の玄関なのだから、もう少し店を厳選し、日本のメジャーな国際空港としてのプライドをもってほしいものだ。外国に向かうときは、どうして僕らは急に「日本代表」的な立場でものを考えてしまうのだろう、と我ながらおかしくなるが、急にわき上がるパトリオティックな感情のままに、関西空港はひどい空港だ、と難じてしまう。

## ネルソン・マンデラの類化性能

海外に行くときの楽しみは機上で映画を観ることである。映画鑑賞の時間をまとめてとるのは普段とても困難なのである。今回は、まずちょっと気になっていた『カンフー・キッド』という毒にも薬にもならない映画を観る。ジャッキー・チェンが出ていたのと、中学生くらいのときに観た『ベスト・キッド』のリメイクということであるが、それ以外にはとくにこれといった感想は得なかった。

その後、こちらも観たいと思っていたクリント・イーストウッド監督の『インビクタス』を観て大いに感動する。思わず二度繰り返して観てしまった。なるほど、これは期待に違わぬ傑作だ。

三十年近くもの長い間独房での監禁生活を強いられたネルソン・マンデラは、出獄して南アフリカ共和国の大統領になる。しかし、彼をこのような仕打ちに合わせた白人をあえて恨まず、そのイコン的な存在であるラグビーのナショナルチーム、「スプリングボックス」を支援する。当時、白人はラグビー、黒人はサッカーという分断状態で、黒人は南アフリカ代表のスプリングボックスにブーイングまで浴びせ、新政権の名においてチームの廃止案まで出ていたのである。

しかし、自国開催のラグビー・ワールドカップで、マンデラは白人の象徴であるスプリングボックスを廃止することを拒み、逆にこれを応援する。経済や治安、外交など山積みの案件があるなかで、どうしてラグビーなどに力を入れるのだ？　と側近たちもいぶかしく思う。しかし、マンデラはスポーツのようなシンボリックな営為こそが、国民の心をまとめ、各人が目指す眼差しを同じ方向にし、白人と黒人の断絶を緩和すると悟っていたのだ。

チームが活躍するにしたがって国内に一体感が生じ、白人も黒人も等しくスプリングボックスを応援する。そしてラストの感動的なシーンなのだが、むろんこれは言わぬが花である。

実話である南アフリカでのラグビー・ワールドカップを、ラグビーとは一番遠い国アメリカの名監督クリント・イーストウッドが地味で静かでスタティックな演出を効かせ、じわじわと感動を誘い、心を震わせる。「泣かせよう」とか「笑わせよう」とか「驚かしてやろう」というハリウッド映画にありがちな仕掛けがない。アメリカ映画が「感動させてやれ」という押し売り的な、陳腐な映画を大量生産する中(押し売りというのはアメリカという国のキャッチフレーズみたいなもんだしね)、イーストウッドのこの映画はまことに例外的な傑作である。結局、行きの飛行機で二回、帰りの飛行機でもう一回観てしまった。彼の作る『グラン・トリノ』、『許されざる者』などはどれもスタティックだ(映画の玄人ではないので、『ミリオン・ダラー・ベイビー』とか未見の映画も多いのだけど)。『グラン・トリノ』でも彼は民族間の断絶をテーマに物語を作っていくが、その道徳心や倫理観は決して押しつけがましくなく、また「政治的にも正しくない」。まあ、ダーティ・ハリーのイーストウッドですからね。「政治的に正しいイーストウッド」なんて自家撞着もいいところだ。

イーストウッドのスタティックな映画がきちんと評価されているというのは、僕らが少しずつ「成熟」しつつあることと関係していると僕は思う。僕らは少しずつ成熟している。少なくとも日本ではそうである。ジャンピーなびっくり箱のような演出はもはや流行らない。ＣＧだらけのハリウッド映画には心を躍らされない（少なくとも、僕のように躍らされない人もいる）。週刊少年ジャンプの過激な演出と「来週に続く」と脅かしながら連載する方法も飽きられてしまい、なかなか展開しない『もやしもん』、『DEATH NOTE』、『バガボンド』のような従来なら無視されてきたようなスタティックなマンガがメジャーな雑誌で長期連載している。

いまだに新聞や週刊誌はこのような二十世紀型のジャンピーでドラマチックで過剰な報道スタイルにこだわっている。そろそろ新聞などのマスメディアも「成熟」してスタティックな語り口を持ってもよいのではないかと思うが、僕に同意してくれる人はあまりいないだろう。「そんな新聞は売れないのだ」としたり顔で評論されるのが関の山だ。評論家とは、歴史を顧みず、未来にまなざしを向けず、ひたすら「今」の解説しかできないものである。

ネルソン・マンデラは、「白人が黒人を迫害した」、「迫害されている黒人の立場を凌駕せねばならない」、「悪い白人を懲らしめてやれ」という文脈で人を語らない。「白人も黒人も基本的には同じだ」というスタンスを取る。

「悪い白人を懲らしめてやれ」というのは、かつてその白人が「悪いインディアンを懲らしめてやれ」という文脈の西部劇を作ったのと同じ構造である。マンデラは賢明にもそのような循環的、因果応報的なスタンスを取らない。人種問題を考える際、強い類化性能で「肌の違いなんて対した違いではない」と認識する。そんなもの、人間の根源的な部分を考えれば大した違いではない。そのように考える。

人種差別とは詰まるところ、別化性能、「俺とおまえは違う」という見解にほかならない。確かに黒人と白人では肌の色が違う。ほかのこと、文化や考え方、性格も違うかもしれない。その違いを際だたせるのが別化性能で、大した違いじゃねえな、と考えるのが類化性能である。両者はどちらが正しく、どちらが間違っているかという問題ではなく、単に恣意的な規定のみがそのどちらかを選択する。あとは、「どちらを選択した方が妥当か」という文脈のみが存在する。むろん、人種差別を語る場合は、類化性能を強化させた方が妥当な判断に行き着くだろうことは容易にわかる。しかし、多くの人は頭ではそうと知りつつ別化性能を強化してしまうのだ。

ちなみに、白人優位主義を批判し、価値や文化の相対性の重要性を説いた構造主義のクロード・レヴィ＝ストロースは『悲しき熱帯』のなかで、「白人は社会科学に勝っているが、インディオはむしろ自然科学を当てにしている。第二に、白人がインディオは獣だと宣言しているのに対し、インディオは白人が神かどうか疑ってみることで満足している。どちらも無知に基づいているが、後者のやり方のほうが、明らかに、より人間に値するものであった」と書いている。このことは価値や文化の相対性を尊重する宣言として貴重なものであるが、それでもこの文章を読むと、レヴィ＝ストロースは「白人とインディオは別」という別化性能的観点だけは崩していないことがわかる。ネルソン・マンデラのような類化性能はここでは見られない。これがレヴィ＝ストロースが白人のフランス人であることに起因しているのか、あるいは単なる偶然なのか、あるいはそれ以外の理由があったのかは、よくわからない。いずれにしても、レヴィ＝ストロースが『悲しき熱帯』を書き、構造主義を提唱し、そして価値や文化の相対性を訴えたまさにそのときこそが、ケニアが植民地の立場から独立した一九六〇年代であったのは示唆的である。

## アーネスト・ヘミングウェイ

映画に満足したので、これも海外に行くときの定番で、ペーパーバックを読むことにする。僕は本を読むのが速いほうなので、日本語の本だとすぐに種切れしてしまう。英語ばかりでは疲れるので日本語の本も持って行くが、読むのに時間のかかる英語のペーパーバックを必ず併用する。英語の勉強にもなるしね（これはあくまで余得なので、あまり「役に立つこと」と考えてはいないのだが）。

今回持参したのは、ヘミングウェイの『老人と海』と『アフリカの緑の丘』、それにカントの『実践理性批判』である。『老人と海』は大学一年生のときに見栄を張って買い求め読んだもので、二十年以上ぶりの再読だ。紙が黄色くなっている。

あのころは何もわかっていなかった。英語も、ヘミングウェイも、そして「男とは何か」ということも。「ハープーンという英語は銛を意味することなのか」、とか低レベルのことしか認識できていなかった。辞書を引き引き苦闘するだけで、小説を「読んだ」とは言えないだろう。

英語が少しだけ上達し、ヘミングウェイに少し理解を示し、そして男の生き方も少しだけわかってきたくたびれた不惑一歩手前の、しかしいまだに迷いまくっている中年になり、この本を再読できてとてもよかった。百ページちょっとの短い小説だが、淡々とした英語は意外に難しい。魚釣りというアクションを描写しているのだが、これを言葉から、外国の言葉からイメージするのがなかなか大変だ。

主人公である老人はひとり船を出して、漁に出る。そのとき、奇妙な価値観を発動させる。

主人公はマカジキを釣って殺す。しかし、殺した当の相手の、その美しさに共感する。鮫に襲われるが、敵であるはずのその鮫も美しいと描写する。狙った獲物を美しく感じ、攻撃してくる「敵」を美しく感じる。老人も魚も、鮫も平等で同じ価値観を共有している。殺すも殺されるも、運命であると受け入れているように見える。殺す、殺される関係の漁師と魚だが、決して敵味方の関係ではない。むしろ同じフィールドで共に闘う同志のように見える。

老人はイルカを獲る。そして食らう。その味は「甘い」と表現する。今のアメリカの価値観でいうと、イルカを殺して食う行為は、政治的にはもちろん正しくない。もっとも、イルカや鯨が西洋人の「友達」になったのはつい最近の話であり、ヘミングウェイの時代にはイルカを殺すも食らうも政治的には問題ない行動だったのかもしれない。ペリー来航のころには鯨の最大の殺戮者はアメリカ人で、彼は鯨を殺すために日本に来たようなものである。いずれにしても、ヘミングウェイもイーストウッド同様、政治的に正しいことを希求しない、希有で健全なアメリカ人である。

多くの日本人にとって、鯨やイルカは「さかな」である。生物学的には哺乳類である、とか何とかいう議論をしているのではない。日本人が鯖やアジや鯛の延長線上に鯨やイルカを描いているのであり（まあ、イルカについては『海のトリトン』みたいに「人間のお友達」的イメージが流布しているから、必ずしも日本においてコンセンサスが得られているわけでもないと思うが）、類化性能を働かせて「同じもの」と見なしているのである。

ところが、西洋人的には鯨やイルカは断固として魚ではない。別化性能が強く働いているのである。どちらが正しいという問題ではない。どちらも恣意的に規定されたもので、根源的な根拠はないからだ。ただ、類化性能と別化性能を用いたカテゴリー分類など所詮恣意的なものにすぎない、という「気づき」がないと「俺が正しくて相手が間違っている」という自己中心的な主張とののしり合いが起きるだけである。自分の認識など、他人様には合致しないことも多いのだ、という謙虚な理解が必要である。多くの日本人は鯨やイルカを愛玩したり、友達のように扱ったり、あるいは食べないと決めている人たちがいることを認識しているし、また尊重もする。「おまえ、鯨くらい食べられなくて、どうする？　ほら食ってみろ、おい」などと無理強いして食わせようとする日本人を僕は知らない。しかし、多くの西洋人は鯨やイルカを魚とカテゴライズし、鯖やアジや鯛を捕るような文脈で鯨漁をやることに否定的である。「おまえ、鯨を食べるとは何事だ？」と非難するのである。自分の類化性能、別化性能が恣意的な規定にすぎないことを理解せず、「私の規定が正しい」と主張するからだ。おそらく、今ヘミングウェイが生きていたら、「そんなバカなことを言うんじゃない、人間が小さくなるだけだよ」、と肩をすくめて嗤ったことであろう。

ちなみに、野生動物の命を守る活動をしているケニア在住の獣医、滝田明日香さんはヘミングウェイがアフリカで行ったようなスポーツ・ハンティングに対する一定の評価をしている（滝田さんのご著書は今回のケニア旅行においてとても参考になりました。ありがとうございます。『晴れ、ときどきサバンナ―私のアフリカ一人歩き』（幻冬舎文庫）など、面白い本が出ています。村上龍さんのメールマガジン、ＪＭＭでも連載中です！）。ケニアでは現在ハンティングが禁止されているが、その代わり密猟がはびこっており、乱暴で傲慢なエコツーリズムのために野生動物の生活は危機に瀕している。それに、野生動物は簡単に生きてはいけず、病気や天候の変化でたくさん死んでしまうという現実も滝田さんは熟知している。ハンティングを禁止したくらいでは、野生動物の生命や生活という大きな標的においてはほとんど意味がないのである。ちょうど、割り箸を使わなければ森林が保護される、といったようなナイーブな誤謬に近い。

一方、南アフリカ、ナミビア、ボツワナ、ジンバブエ、ザンビア、タンザニア、スーダンなどではスポーツ・ハンティングは合法である。狩ることのできる動物数はきちんと規定され、繁殖期を過ぎた動物のみがハンティングの対象とされる。野生動物がハンティングによって絶滅の危機に瀕することはないように配慮されている。ハンティングの料金は当該国の貴重な収益となり、肉は住民の貴重な食糧となる。「生き物を殺すのはよくない」といったナイーブで観念的な空想はそこにはない。動物の生き死にを自らの眼（まなこ）で見続けた滝田さんだから、ハンティングの本質をクールでリアルな実感として理解でき、野生動物の保護活動をしつつも、かつハンティングを必ずしも否定しない、という大人の態度が取れるのである。対照としては近代のアメリカが行った大量の鯨やバッファローの殺戮や、あるいはシー・シェパードのようなヒステリックな捕鯨の妨害活動を思い出すとよい。

『アフリカの緑の丘』という自伝ではヘミングウェイは猟に出てクーズーを撃つ。知り合いになった西洋人が、動物を撃つなんて、そんな野蛮なことは止めろと非難する。何で動物を殺すのだ？　とこの「政治的に正しい」人物は尋ねる。ヘミングウェイはただ、「好きだから」と答える。ここにも殺すのがかわいそうな野生動物、といった「上から目線」の西洋的感覚ではなく、殺し殺される間柄なのにそこに敬意を感じとっているヘミングウェイだから言えるのである。ヘミングウェイは動物を殺すが、殺す相手の動物にどうしようもない共感を覚えている（ように僕には見える）。自然というサイクルの中で上下関係もなく、彼は生きる営為として、「楽しみ」として動物を殺す。そのことと、「上から目線で」動物を保護してあげる、という行為のどちらが崇高なのか、僕らはよくよく考えてみる必要がある。

## リフトバレーにドリフトする気持ち

その『アフリカの緑の丘』にはリフト・バレーという地名が出てくる。もしかして

「あの」リフト・バレーか？　と調べてみる。連想したのは、リフト・バレー熱である。感染症屋のくせにこんなことを告白するのも恥ずかしいのだが、ケニアに来る際、まったくノーマークだった疾患だ。

リフト・バレー熱は人獣共通感染症、つまり動物も人間も等しく感染する感染症の一種である。蚊が媒介し、原因はブニヤウイルス属のリフト・バレー熱ウイルス（RVFウイルス）である。一九一五年にケニアの家畜で最初に報告され、ウイルスは一九三一年に分離された。ヘミングウェイがリフト・バレーにいた一九三〇年代に彼がこの感染症について知っていたかどうかは不明である。発熱、頭痛、筋肉痛、肝不全など、まあどのウイルス感染症にもありがちなぱっとしない非特異的な症状が起き、数パーセントのケースで重症化し、重症化すると死亡に至ることもある。出血や脳髄膜炎、網膜炎が起きることもある。また、妊娠時に感染すると流産しやすいことが特徴である。多くの場合は数日から一週間で自然回復し、特異的な治療法はない。すでに動物用、人用にもワクチンが開発されているというが、ケニア旅行者に対してはこのワクチンがルーチンで推奨されているわけではない。

サハラ以南でリフト・バレー熱は何度か流行を起こしている。十〜十五年おきに流行を繰り返す特徴がある。一九七七〜七八年にはエジプトで流行し、数百万人の感染者と数千人の死者を出した。ケニアでも一九九八年に流行し数百人の命が失われた。二〇〇六年から二〇〇七年にかけてもケニア、そしてソマリアで流行が起き、やはり百人以上が亡くなっている。実際にはリフト・バレーの外でもこの疾患は見つかり、ナイロビでも症例が報告されているという。蚊の発生と流行が関係しており、大雨や洪水、ダム建設による灌漑施設の増加、そして感染動物（家畜など）の移動などが流行に寄与している可能性がある。

以上が教科書的なリフト・バレー熱の要諦である。このような病気は流行地にでも旅行するか、偶然まれな患者に遭遇でもしないかぎり、絶対に勉強しませんね。

リフト・バレー熱のようなパッとしない病気は日常診療上で正確な診断を下すのが難しい。また、正確な診断を下す意義は小さい（このことは後に述べる）。似たような病気にデング熱やチクングニヤ熱や、オニョンオニョン熱がある。熱が出て、体が痛くなって、たいていの場合は勝手に治る。このようなパッとしないウイルス性疾患の動態についてはまだよくわかっていないことが多い。旅行から帰国したときの発熱でも、リフト・バレー熱を鑑別に挙げたり、あるいは調べたりすることは極めてまれで、マニアックな熱帯医学オタクでないかぎりはしないだろう。僕らはルーティンに従い、マラリアや腸チフスや、そういったメジャーな病気を考え続けるだろう。だから、リフト・バレー熱はケニア国内でも、そして国外でも多くは見逃されていることだろう。もっとも、最近のアフリカにおける研究では、いわゆる「マラリアじゃないの?」と考えられてきた熱性疾患の多くは実はそうでないことが判明しつつあるという。むしろ少数派なのだという(これは二〇一〇年の米国感染症学会のシンポジウムで学んだこと)。この地は調べればたぶん宝の山のように興味深いデータが発掘されることであろう。

ヘミングウェイのエッセイから思わず珍しい(と僕が認識していた)感染症に思いが移る。中継地であるドバイが近づいて来る。

## ドバイとカント

エミレーツ航空機の機上（もちろんエコノミー）で出されたワインは白がニュージーランドはマールボロ地方のソーヴィニヨン・ブランであった。赤はスペインは北部、ナバラ地方のテンプラニーリョである。なかなか渋い選択をする。ソーヴィニヨン・ブランはニューワールドのそれらしく果実味豊かで柔らかく、テンプラニーリョも独特のコンフィのような濃縮した果実味と香りがある。いろいろなことを考えたり、映画を観たり、本を読んだり眠ったりするうちに、ドバイに着いた。

関空からエミレーツに乗って、ドバイでナイロビ行きの飛行機乗り換えである。待ち時間は五時間ばかりと長いが、退屈しない。世界のハブ空港として素晴らしい出来である。関西空港とはえらい違いである。

午前四時だというのに店は大体開いている。免税店やブランドショップはもちろん、タパスを食わせる店やシーフードレストラン、ファーストフードのおなじみの店など多種多様な店が開いている。ワインショップもあり、ここではメドックやサンテミリオンの格付けワイン、ブルゴーニュの偉大なるグランクリュ、ポムロールの高級ワインやシャンパーニュを扱っている。そのほとんどは僕が名前だけ知っていて、まだ味わったことのないワインたちだ。買いはしないが、店を冷やかすだけで楽しく、時間をつぶすにはもってこいだ。パソコンも本もゴルフクラブも売っている。朝から晩まで大量の便を扱っている。なんともすごいことだ。

ドバイではひたすらワインを片手に本を読み、飽きたらあちこちの店を冷やかすという時間のつぶし方をした。本日の旅のお供はひたすらにカントとヘミングウェイである。「はるか」の中では眠気でまどろみながらカントの『純粋理性批判』と『実践理性批判』をチャンポンで読んでいた。機内ではヘミングウェイの『老人と海』や『アフリカの緑の丘』を読んでいた。僕は集中力がないので、こうやって数冊の本をチャンポンで読むことが多い。そのうち気分が一冊の本にチューニングされてきて、自然その本だけを読むようになる。基本的に「のっていない」本をいくら読んでも目は字を泳ぐばかりで、同じ行を何度も何度も読んでいたりほかのことを考えていたりで、時間の無駄になることが多いのだ。仕事も読書も「のっていない」ときはできるだけ何もしないのがよろしい。だから、数冊の本を用意しておいて気が向くままにあちこちをつまみ食いする。そのうち興がのってきたら、一つの本に食らいついて離れなくなるだろう。そうなったら、逆に僕の読書は止まらない。小学生のときからこんな性質で、登校時に本を読み読み二宮金次郎の銅像のように歩いたこともあるし、授業中に隠れて本を読んでいて、夢中になって気がついたら国語の授業が次の算数の授業になっていた、なんて話はしょっちゅうである。もちろん、田舎の小学校ではこのような本への執着は賞賛の対象にはならず、いじめのきっかけくらいにしかならない。

『純粋理性批判』は光文社古典新訳文庫のこなれた訳で、中山元さんが素晴らしい訳文に加え、とても親切な解説をつけてくださっていてとても読みやすい。それに対して『実践理性批判』はDover社の英訳で、キングスミル・アボットという人が訳している。何で英訳で読んでいるかというと、鷲田清一さんが『てつがくこじんじゅぎょう―〈殺し文句〉から入る哲学入門』の中で、英語でヘーゲルの『精神現象学』を読むと日本語で読むよりずっとわかりやすい、という内容のことをおっしゃっていたからで、「そうか、英語で読めばわかりやすいのか」と早合点したからである。

確かに日本の哲学書は難解晦渋《なんかいかいじゅう》な専門用語で詰まってしまうことが多い。医学書も同様で、翻訳が稚拙だと原書の方が明らかに読みやすいことが多い。

でもよく見るとDoverのオリジナルな訳は一九〇九年のものである。古くて、実に読みにくい難解な英語である。むしろ中山訳の日本語のほうがはるかにわかりやすい。空間と時間のアプリオリな認識について、カントが説明するカテゴリーについて、おぼろげながら得心する（ような気分になる）。英文の『実践理性批判』は最初何を言いたいのかさっぱりわからず、誠に苦痛な読書であったが、旅を経て読み進めるうちに次第に薄皮をはぐように面白さが感じられるようになってくる（全然わからん、というのは同じであるが）。

類化性能と別化性能に着目すると、カントの書物でさえも比較的批判的に読める。僕みたいな素人が偉そうに何を言うか、という感じであるが、素人であれ玄人であれ、自分の頭を使わずに哲学書を読んでも意味はない。哲学とは考える営為であって、「飲み込む」営為ではないからだ。「カントはこう言っている」などと暗記する営為が哲学なのではない……と思う。

カントのカテゴリー論が『純粋理性批判』では展開されるが、そこで中世のカテゴリー論が批判される。中世には「一、真、善」といった抽象的な概念をカテゴリー化していた。カントはこれを誤りだと難じる。例えば、「善」については「数多性としての真がすべてそなわった一なる存在を考えてみると、それは神のような存在として考えることができる。完全に善であることのできる存在は、一であり、真である神のような存在でなければならず、こうした存在は『質的な完全性』をそなえたものである。こうして、完全性の概念から善の概念が派生したことになる」(光文社『純粋理性批判2』中山元さんの解説より)。

カントは中世の善というカテゴリーは間違いであり、「私の」分類、完全性の概念にこうこう取り込まれるべきである、と主張する。しかし、類化性能と別化性能のどちらをどのように採択するかは当人の恣意的な決定以外に根拠を持たないのだから、カントの批判は「独りよがり」、あるいは狭量というものであろう。中世のカテゴリーとカントのカテゴリーのどちらが正しく、どちらが間違っているかなんて言う意味はないのである。ある事物の分類、カテゴリー分けはその人の関心に応じて恣意的に行われるよりほかない。善という観点から類化性能を働かせれば、それは善というカテゴリーとなる。完全性という観点から類化性能を働かせれば、それは完全性というカテゴリーとなるだけだ。類化性能と別化性能の恣意性に気がつかないと、いつまでたっても「あいつは間違っていて、俺が正しい」とお互いがののしり合うだけになってしまう。ちょうどこの旅の直前、家庭医療系のメーリングリストで「何をもって家庭医とするか」の規定について侃々諤々《かんかんがくがく》の議論が行われたことを思い出す。これは意味のないことなのである。あるカテゴリーは恣意的にしか規定できず、そこに「根拠のない」コンセンサスが生じたとき、そこに定義が生じる。各人各様に別の事物をイメージしている間は、何が正しく何が間違っているか、という文脈で議論することは、絶対に不可能なのである。

さあ、時間が来た。いよいよナイロビ到着である（前置きが長くてすみません）。

ドバイとは一時間しか時差がない。日本とは六時間の時差だ（ケニアにはサマータイムがないので計算がらくちん）。と思ったら乗客の搭乗（ボーディング）と荷物の搬入にトラブルがあったとのことで数時間遅れてしまう。この後も、順調ながらもマイナートラブル続出の旅が続く。

2010年9月21日

## ナイロビ到着

ナイロビ国際空港は途上国にありがちなごく普通の空港である。旅行者はビザを必要とするが空港で作ってくれるので事前に発行してもらう必要はない。このような国はたくさん存在するのだが、旅行会社によってはこのようなことを教えてくれず、高い手数料を取って大使館で事前発行させたりする。

到着したときはすでに日付は変わり、二十一日になっている。火曜日だ。

二十五米ドルを払い、Ａ４の所定の紙に簡単な記載をすると即日三カ月のビザを発行してくれる。だいたい空港の入国審査員が親切である国というのはあまり見たことがないが、ここのそれもご多分にもれずぞんざいで不親切である。二十五ドルがないので十ドル札三枚を払うと、五ドルのおつりがないので五ドルは寄付ということにしてくれないか、とすごいことを言う。それはちと困る、と言ったら隣の男が自分のポケットから五ドルを出してくれた。この人たち、さっきから受け取ったドルやユーロを自分の胸やズボンのポケットに入れているが、こういうのでよいのだろうか?

図らずも数時間待たせてしまったドライバーのトムに詫びを言い、空港から市内のスラムに向かう。スラムにある、公民館を活用したＩＬＦＡＲの診療所に行くためである。もう午後五時を回っており、夕暮れ時である。地平線が見える。屋根の低い家が見える。ほこりが多い。何と言うことはない、どこの国にでもありそうな空港周りの風景だ。当たり前だが黒人が多く、その肌の色は非常に黒い。褐色の肌ではなく、黒いのだ。

午後六時過ぎにスラムに着く。恐ろしくでかい。後で聞くと五十万人も住んでいるという。スラム特有の平たい建物が建ち並び、ホコリのたつ舗装されていない道路があり、たくさんの人がおり、たくさんの車が走っている。アジアでも南米でも見かける典型的なスラムの風景だ。

しかし、大きい。こんなに大きなスラムは見たことがない。単に僕が知らんだけかもしれないが。それに、変な言い方だが、美しい。よく見るとコンクリート造りの建物もあれば、二階建ての家もある。ちょっと路地に入ると確かにバラックみたいな狭い家も多いのだし、ここは紛れもないスラムなのであるが、活気がある。騒がしい。元気さがある、ような気がする。第一印象。ファースト・インプレッションは、正しくても間違っていても、大事にしなければならないというのが旅人の掟である。「慣れた」旅人や住人になると、余計にわからなくなってしまうものは多い。日本を訪れたアーネスト・サトウ、アメリカを旅したトクヴィル、ブラジルを旅したレヴィ＝ストロースのように、アーリー・ビジターだからこそ見通せる「まなざし」がある。このことは、かつて医務官でいらした勝田吉影先生の『ドクトル外交官のスーダン見聞録』（世界の動き社）から学んだ。逆に内部にいる「インサイダー」だと、見えなくなってしまうことも多い。だから、フレッシュなファースト・インプレッションをよく記憶に残しておく必要があるのである（結婚も同じか？）。

このスラムは成長し、大きくなっている。商売も拡充している。そのような話を十年ここにおいでになっている宮城島先生がおっしゃっていた。なるほどなあ。

スラムの明るさ、悲壮感のなさは特徴的である。決して難民キャンプのようなイメージではない。子供は楽しく遊んでおり、大人も元気に働いたり、「ハッパ」を吸ったり、めいめいにそれぞれの人生を生きている。「助けてあげなければならない対象」というイメージはない。やはり鷲田さんの文章を思い出す。

神戸が空前の大地震に襲われ、それから二週間ほどたったころだとおもう。知人と芦屋の避難所へ物資を届けに行ったときのことだ。そこで被災者の方から思わぬことばをかけられた。多くの人たちはまだ戸外で活動したり、夕食の準備をしていらっしゃったのであろう、体育館内は人影もまばらであった。奥にひとりでぽつんと坐っておられた女性にカイロの入った袋をあずけた。女性はしばらくご自身の被災体験を細かく話してくださったのだが、人影もぽつぽつ戻ってきたのでおいとましようとすると、「ごはん食べていきなさい。これから京都まで帰るんやったらおなか減るでしょ」と声をかけられた。後ろからも「ここの食事おいしいですよ。食べていかはったら」と別の女性の声がする。そして湯気の立つ野菜の煮ものをもってきてくださったので、「そんなことしたら、罰あたります」と言って、早々に

失礼した。（中略）

この避難所では、訪れたわたしたちの胃袋が被災者のひとによって気遣われた。迎え入れるはずの者が迎え入れられたのである。が、それとともにもっと強い印象をもったのは、深い哀しみのさなかでも、なにかすべてを削ぎ落としたあとの〈明るさ〉である。やけくそでじぶんを面白可笑しく語るという、関西の地の人たちの素質とはまた違った〈明るさ〉をそこに感じた。この〈明るさ〉がホスピタリティの交感の底に漂っていなければならないのだと、つくづくとおもった。

——『「聴く」ことの力—臨床哲学試論』鷲田清一（ＴＢＳブリタニカ、一九九九年）

巨大なスラムの中にそのスラムの中の秩序があり、ルールがある。そんな雰囲気を醸し出している。騒がしいが静かである。音がないわけではない。バイクや車の音、人の会話の音がする。しかし、動きも音も一定で変化がない。スタティックなのだ。スタティックに音が出ている場合、そこは静かである。

道路にはイギリス風のラウンドアバウトがあり、ここで方向転換する。左車線であり、右ハンドルである。ラウンドアバウトの真ん中には、僕には名前が認識できない大きな木が立っている。木の上には、日本であればカラスがいるところであるが、それよりも遙かに大きな鳥がたくさん鎮座している。時々この鳥は飛び出すが、恐ろしく羽が大きい。何という名前の鳥かはわからない。ドライバーに尋ねるのもなんとなく気が引けて尋ねない。僕の個々での役割は、取材者のそれではないのだ。カンボジアでの経験を思い出す。質問好きなアメリカ人のボランティア、観光との一線を引くのがやや困難な陽気な医学生たちが現地の医療者を質問攻めにし、その業務を妨害して困らせる。むろん、アメリカ人医学生に悪意はない。無邪気な善意すらそこからは醸し出される。善意とは実にやっかいな代物である。

## 稲田頼太郎先生

日が陰り、夕暮れ時である。スラムにある大きな臨時診療所に着く。すでにその日の診療は終わっており、ボランティアで参加している医師は帰宅している(僕は都合で、初日から参加できなかったのである)。

稲田先生と再開する。紺色のスクラブにウエストポーチ、頭にはナイキのベレー帽で鼻に眼鏡をひっかけており、山羊のように長い口ひげとあごひげがある。痩身である。昔風の博士、といえばこういう人が容易にイメージできる。

稲田先生と僕とのつき合いは、長い。もっとも音信不通の時間も長かったが。あれは確か一九九八年か、九九年くらいのことである。僕は行き詰まっていた。まあ、たいていいつでも僕は行き詰まっているのであるが。

一九九八年、僕は日本からアメリカに渡り、ニューヨーク市のセントルークス・ルーズベルト病院で内科研修医をやっていた。僕は毎日なんともぱっとしない毎日を送っていた。日本では「ペラペラ」といわれた英語力はまったく医療現場では役に立たなかった。臨床現場で必要とされる英語力は、海外に住むだけとか、あるいは研究者として生きていくのに必要な英語力とは根本的に異なる。生活とか、研究するために必要なのは形式的な情報のやりとりがベースであり、それがまっとうに行われれば、まあなんとかなるものである。しかし、臨床現場で使う英語は全然違う。患者とコミュニケーションを取り、ナースとコミュニケーションを取り、ソーシャルワーカーとコミュニケーションを取り、学生や下の研修医を教えるという作業はひたすら「行間を読む営為」である。生半可な英語力では、日本で「ペラペラ」と呼ばれている程度では全然通用しない。一九九八年七月から始めたニューヨークの研修であるが、最初の六カ月は文字どおり地獄の毎日であったし、その後五年間のニューヨーク生活で、あるいは今に至るまでの人生で「英語に自信がついた」ことは一瞬たりとも、なかった。今後もおそらくないに違いない。

語学にしても将来にしても何も見えなかった暗澹たる毎日で、それでなくても研修医など病院の最下層の存在で、身分は低く、立場はなく、英語の下手な日本人ではさらにそうで、ナースにまでバカにされる始末である。患者に診療拒否をされたこともある。もっと英語がましな研修医に代えてくれ、というワケだ。

そんな鬱々とした毎日のなかでいかにも気落ちした様子。うつむき加減でとぼとぼと歩く僕にある医師が声をかけてきた。「おまえ、日本人だろ。ドクター・イナダって知ってるか？」

そういえば、間違って僕のところに「イナダ」宛の郵便物が届くことがあった。俺はイワタだよっと突き返していたのだが誰を指しているのかわからなかった。日系アメリカ人も珍しくはなく、日本名で黒い髪でも完全にアメリカ人、ということも少なくないし。

「そうじゃない。ドクター・イナダは日本人だ。ずっとこのセント・ルークス病院にいる。研究をしているんだ。一度紹介してやるから、会ってみな。」

落ち込んでいる僕を見て、同じ日本人に会えば少しは元気が出るとでも思ったのだろう。了解。僕は目標を失いひょろひょろふらふらしている研修医だったので、もちろん異論はあろうはずもない。

その場所は複雑な場所にあった。通常のエレベーターで上がりきった一見最上階と思える階に、さらに別の古いエレベーターがつながってさらに上に行ける。セント・ルークス病院は典型的なアメリカの都会の病院で古い建物にリフォームにリフォームを重ねて現在の姿がある。その古い建物に探検していくような形で見たこともないオフィスに入っていく。

博士がそこにいた。

当時の稲田先生は白衣姿で眼鏡はなく、ひげも生やしていなかった。しかしやはり痩身で、その白衣姿は「博士」というイメージだった。べらんめい調な東京弁で気さくに初対面の僕に話しかけてくれた。もうあまり覚えていないが、若くて無礼で緊張していた当時の僕はろくな対応ができなかったはずだ。

稲田先生のオフィスは日本人のエイズ患者や彼らをサポートするＮＰＯなど雑多な人間がとっかえひっかえやってきていた。実験の手伝いをする人、イベントの相談に来る人、どこからか入手してきた無料の抗ＨＩＶ薬をもらいに来る人。

九〇年代後半はエイズ診療が劇的に変化した時代である。抗ウイルス薬はエイズ診療の核であったが、日本では「うちではエイズは診られません」と診療拒否する病院も多かった。人目をはばかり、病名がばれるのを恐れて日本での診療を受けられない人もいた。わざわざアメリカまで治療に来る人もいたのである。僕はときどき、仕事の合間に稲田先生のオフィスに遊びに行って、そこに置いてあったコンピューターを使わせていただいたりしていた。当時は僕はとても貧しく、まだ家庭にインターネットがつながっておらず、僕のコンピューターには高価な「Office」が入っていなかった。僕は稲田先生のオフィスでダイアルアップでネットを見たり、カンファレンスのプレゼンを作ったりしてのんびり過ごし、実験の合間に稲田先生と雑談したりしていた。

稲田先生は一九七〇年代にセントルークス・ルーズベルト病院に留学して、赤血球の免疫機構という興味深いテーマで長く研究をしていた。ところが、八〇年代になってニューヨークでエイズが問題になり、この領域にどっぷりつかっていく。医師ではない稲田先生だが、検査の提供や治療薬の収集などで多くのニューヨーク在住の日本人患者、感染者の支援をしてきた。日本からエイズを勉強しに来た医療者のお世話もずっとしてきた。今回ツアーでご一緒した釧路労災病院副院長の宮城島先生もその一人だ。僕が稲田先生に初めてお会いしたのもこのころである。

その後、僕は三年間の内科研修を終えてニューヨーク市の別の病院で感染症のトレーニングを受け、中国で在中外国人向けの診療所の医者をやった後、日本の病院に移った。稲田先生とはその後なんとなく連絡も途絶えてしまった。

僕がセントルークス・ルーズベルト病院で研修医をしていた当時、感染症科部長はマイク・ラングという人だった。大変知的な、典型的な感染症医でその博覧強記で知られていた。あごひげを蓄えたエレガントな白人だが、実はアフリカで二年も診療していたというエピソードを聞いたことがある。彼はあれやこれやがあって、今はセントルークス・ルーズベルト病院を辞めてニュージャージーで診療していると風の噂で聞いた。そのラングと稲田先生が「イナダ・ラングエイズ研究財団：ＩＬＦＡＲ」(The Inada-Lange Foundation for AIDS Research) を設立したと聞いたのがほんの数年前のことで（実際には一九九三年には設立していたのだが、僕は知らなかった）ある。

稲田先生はケニアに活動の拠点を移し、ここのエイズとがっぷり四つで取り組んでいた。釧路の宮城島先生はそれに賛同し、ＩＬＦＡＲ釧路を作り、多方面にわたる稲田先生の活動支援を行っていた。

それを最近知った僕は十年ぶりくらいに稲田先生にメールし、近況をお伝えし、たまたま資金集めや企業の支援を募って帰国していた稲田先生とお会いする機会を得た。二〇〇九年のことである。僕はそのとき神戸大学に異動していた。せっかくなのでケニアのＨＩＶの事情についてお話ししてくださいと講演をお願いした。

神戸での講演は聴衆の心をつかみ、僕の心もつかんだ。ケニアに行こうと思い至ったのはこのときのことである。その年、日本エイズ学会が名古屋で開かれ、僕は新型インフルエンザとＨＩＶというやや無茶なテーマで講演を頼まれ、その会場で稲田先生に再びお会いした。二〇〇九年十一月二十七日のことで、僕には忘れられない貴重な一日となった。

稲田先生はすでに十年もケニアのスラムにおけるエイズ診療支援活動を行っておいでで、このキャンプも十九回目になるという。二〇一〇年の三月からは、生活の基盤もケニアに移し、ケニアでアパートを借りて住んでいる。活動的な稲田先生はこちらでとても楽しそうに毎日を過ごしておいでのように見えた。一方、エイズの検査・診療体制を確立したり、ボランティアを募って教育したり、現地のスタッフとのやりとりがあったり、治療薬や検査キットを持ち込むときの税関のとがめに対応したり、本当にストレスの多い毎日であろうことも容易に想像された。

多くの感染症関係者は「アジアはいい。けれど、アフリカは止めておけ」と言う。アフリカにいるとあれやこれやの善意が裏切られたり、アジア人たる日本人の感覚からは理解のできない倫理観の欠如（とわれわれには見えるもの）に打ちのめされたりするからだという。それでも稲田先生はケニアに居を構え、ここのエイズと取っ組み合う。診療は行われ、検査は行われる。ここにはフューティリティー（不毛）という概念がないように見える。

稲田先生は、くわえタバコでここの診療所の概要を説明してくれる。今日は全部で二百五十人ほどの患者を診たそうだ。本日は途中で停電になったせいで遠心分離器が動かなくなり、血液検査ができなくなってしまったそうだ。停電すると、コンピューターも動かない。このため検査の出るのが遅れ、稲田先生一人が遅れた検査をやっているのだった。だから遅くに到着した僕を迎えることができたというわけだ。

僕の案内をしながら、梅毒の非特異的な検査を済ませ、陽性患者の特異的な検査を行っている。稲田先生自らが行っている。検査キットは日本企業の寄付から成り立っている。寄付は金銭によるものもあれば、検査キットや機材といった現物支給のこともある。寄付はアメリカと日本からが主だが、昨今の不景気でその額は十分ではない。稲田先生はもともとベンチワークを主とするプロの基礎研究者なこともあり、手慣れた手つきでピペットを扱い、血清を吸い上げ、梅毒検査を進めていく。そのことがとても印象的だった。

コミュニティーセンター（公民館）を利用したこの臨時の診療所は毎年三月と九月、年二回開いている。スラムの中で無料で診療を行う。最初はケニア人の医師も参加していたらしいが、持ち逃げがあったりいろいろトラブルもあり、現在は診療をアメリカや日本のボランティアが行っている。三月は日本の年度末なので多忙な日本人は参加しづらく、アメリカ人中心で診療を行う。逆に九月は日本人の参加が多い。コモンな疾患を中心に診て、簡単な病気であれば寄付により得てストックしている治療薬を無料で処方する。重症であれば周囲の病院を紹介するが、治療できるかどうかは収入次第である。お金がないという理由で大きな病院での治療を拒む患者も多い。ケニアでは現在、ＨＩＶの抗ウイルス薬は無料である。結核の治療薬も無料である。しかし、例えば多くの日和見感染の予防薬は有料であり、ＨＩＶ感染も結核もなければほかの疾患の治療は有料である。結核の治療薬は無料だが、レントゲン写真は有料である。こういった制約があるため、貧しいスラムの人たちはおいそれと医療サービスを受けるわけにはいかない。だからこそ、稲田先生が企画する無料診療所の価値があるのである。

無料診療を行った後、ＨＩＶ検査をオファーする。無料で行う。同意が得られたらカウンセリングを行い、ＨＩＶ、Ｂ型肝炎ウイルス、そして梅毒の検査を行う。陽性であればＨＩＶ診療のできる病院を紹介し、治療につなげる。「つなげる」これもこの年二回開催される無料診療所（そこにはフォローアップの機能はない）の大事なファンクションである。また、稲田先生自身もその患者さんをフォローする（このフォローアップの仕組みは後に説明する）。ケニアでは抗ＨＩＶ薬は無料なので、こういうところで拾い上げれば治療はできる。Ｂ型肝炎の共感染があっても昨今はＢ型肝炎ウイルスにも効果があるテノホビルがケニアでも入手可能で、これを用いることが可能だ。梅毒は、この無料診療所で一週間のペニシリンを供給し、残りの治療は周辺の医療機関にお願いするという（通常は三週間の治療である）。注射用のペニシリンは寄付の問題か、冷蔵保存の問題か、使用していない。

稲田先生の検査の仕事が終わる。そのまま宿舎に案内していただく。もう夜になり、外は真っ暗だ。宿舎は門番のいる堅牢な住宅で、国連職員などが住んでいる部屋を借りているのだという。キッチンがあり、シャワールームがあり、ベッドルームが三つあって、ボランティアたち皆で分けて使う。このような部屋を三つ借りている。参加者に紹介してもらう。釧路からは医師二人、もう十年もこのキャンプに参加している宮城島先生と、消化器内科医の久保先生。それに同じく釧路からは鍼灸師の大島先生。ほかに岩手医科大学の後藤さんと千葉くんの四年生コンビ。岩手医大血液内科教授の石田陽治先生が今キャンプへの参加を促してくださったのだそうだ。石田先生も稲田先生とは旧知の仲なのである。石田先生は昔僕を講演に呼んでくださったことがある。この業界は狭いので知り合いがかぶる。アメリカからは三人、僕の後輩にあたる、セントルークス・ルーズベルト病院内科研修医二年目のシブで、彼はインドの出身。小児科医のエマはニューヨークで診療するペルー人。それに歯科医のレイモンドという黒人である。宮城島先生、久保先生、大島先生が一室、僕、後藤、千葉がもう一部屋、そしてシブ、エマ、レイモンドのアメリカ組がもう一室を占拠する。

このアパートでの食事は通常は自炊するそうなのだが、今日は僕が到着した日ということもあり皆で近くのレストランに行く。歩いて五分足らずのところにホテルがあり、そのレストランでの食事だ。聞くと、この辺は治安のよい場所で夜間の歩行も可能だそうだが、さすがに一人歩きは危険だという。タスカーという地元のビールで乾杯する。味のやや薄めなビールだが、乾燥したケニアの空気によく合う。缶ビールよりやや大きい、中瓶よりやや小さい特徴的な瓶でそれは出される。一般的にビールとは地元のものが一番美味い。これをお土産に買って帰って日本で飲んでも、たいてい不味い。高名なベルギーとかドイツのビールを日本で飲んでも味はもう一つのことが多い。ビールはその土地の空気や湿度や気温や雰囲気とセットで飲まれる飲料なのだ。

牛肉と豚肉のソテーのような料理をもらう。滝田明日香さんのエッセイにもあったが、ケニアの牛肉は脂身が少なくて硬い。よく噛んで食べる。よく噛まないと、食べられない。南アフリカの赤ワインを一杯いただく。とても眠い。夜九時くらいだが、日本時間ではなにしろ午前三時である。宿舎まで歩き、引きはがすように旅の垢と埃にまみれた衣服を脱ぎ、シャワーを浴びる。歯を磨き、泥のように眠る。

2010年9月22日

## 目を覚まし

目が覚めると午前一時三十分である。かゆい。いつの間に蚊に刺されている。何カ所か刺されている。最初にマラリアの、次にリフト・バレー熱のことを考える。叩いて殺した蚊の羽には縞もなく、ハマダラカではなさそうだ。少なくとも、マラリアは心配しなくてよさそうだ。ロンドン大学で蚊の分類や識別方法を暗記したぼんやりした記憶が少しは役に立っている。まあ、考えても詮ないので、遅ればせながら虫除けと、それと刺されて腫れたところにかゆみ止めを塗る。日本時間だと七時三十分だ。眠くはあるが、倒れるほど眠くはない。僕は起き上がって昨日体験したことをメモすることを選択する。壁が薄いので、隣に迷惑がかからないように、こそこそとメモを取る。

蚊帳はない。思えば、日本にも昨今、蚊帳はない。僕が子供のころには蚊帳は普通だった。島根の田舎だったからかもしれないが、今は島根でも蚊帳をつらない。そういえば、昔は日常的だったハエ獲りテープ。あれも最近は見ないし、自分でも使わない。ゴキブリすら最近は見なくなった。日本からは「害虫」が減りつつあるが、もちろんそのことを問題にする向きはない。アメリカに住んでいた日本人の知人が最近帰国した。日本の虫の多さにびっくりし、東京の蚊の多さにびっくりしたそうである。逆カルチャーショック。アメリカではさらに「害虫」が少ないのである。

「発酵」と「腐敗」の違いは、人間の役に立つか、立たないかの極めてヒューマンな違いにすぎない。そこには科学的な根拠はない。同様に、益虫と害虫の違いも極めて恣意的である。保護してよい生き物と、死んでもよい生き物の違いもそうである。

種の絶滅の危機にあるのはパンダとかトキとか人間の目からかわいくて便利な生き物だけで、蚊のような害虫や病原体は根絶されても誰も文句は言わない。ケニアでもエコツーリズムは盛んだそうで、観光客が落としていくお金が環境保護に用いられる。他方、そのツーリズムのせいで郊外を多くの車が走り、環境を害していると滝田明日香さんは指摘する。車のディーゼルエンジンの排ガスのために空気の汚染は著しいと稲田先生は指摘する。無料診療所に来る患者の多くはこのような大気汚染のために起きる目の痛みや喘息症状で来院する。対症療法を医療者は施すが、根本的な治療にはもちろんなっていない。汚染してもよい環境と、保護しなければならない環境は別々に分断されており、サファリパークはパークとして保持されることを必要とされるが、そのために汚染された大気にも、そのために苦しむナイロビの人にも「エコ」を気遣う人たちはあまりにも無関心だ。

絶滅してはならない生物と絶滅してもよい生物。この両者を人間が区別できる倫理的基準を僕は知らない。ノアの方舟のお話に出てくる神様のような特権的地位がどうして人間に与えられているのか、わからない。なぜ人間が地球の温暖化や環境保護の基準を選定する特権を与えられている（かのように見える）のかもわからない。殺したり食ってよい生き物とそうでない生き物を区別する権利を与えられているのかもわからない。それは、神の似姿をもった人間を「準神様」としてキリスト教文明が規定しているからなのだろうか。僕には宗教や神学の素養がないからよくわからない。ただ、僕が知っている日本のクリスチャンは謙虚で質素で、そして自らの現在に苦しみながら神の許しを請うている人たちである。胸を張って鼻息荒く「審判するサイド」にいることを希求しているようには見えない人たちである。むしろ神に「審判されるサイド」であることを願っているように見える。同じクリスチャンであっても強者のそれと弱者のそれは異なるのであろうか。あるいはそれが東洋と西洋の違いなのであろうか。あるいは韓国とかのそれは日本とはまた違い、これは日本独特の現象なのであろうか。あるいは僕の観察が実は足りておらず、「一般的な」日本のキリスト教像とはまた違うものなのか。キリスト教という宗教の周囲にまとわりつく東西の空気の違いを僕はうまく説明できない。あるいはそんなものは実は存在しないのかもしれないが。

## 類化性能、別化性能、そして差別

人は死ぬ、というのは経験則から得られた「事実」ではない。帰納法的に推測される仮説を超えるものではなく、ほとんどの人は人が死ぬこと、人生は一回こっきりなことを信じている。その確信は経験のみからは得られることはないのだが、それでも僕らのほとんどは人の死を確信している。では、これがアプリオリに得られた認識かというとそうではないと僕は思う。幼いころは、「自分が死ぬとは夢にも考えていない」からである。人は老いを迎えてようやく死の存在を実感し始める。ほとんどの若者にとって、自分は不死の存在である。「僕なんか生きていたって仕方がない存在なんだ」と口では言ってみても、である。むしろ、死に対するリアルな感覚が希薄になりすぎると、簡単に自分の命や他人の命をあやめようと、ふと「思いつく」。僕自身若いときに自殺を真剣に（しかし、アンリアルな、そしてナイーブな形で）考えたので、そのことを忌々しく、苦々しく思い出す。

僕ら医療者にとって死は日常的である。カンボジアのような途上国では特に死は日常である。カンボジアでは人は本当に簡単に死ぬ。結核で、エイズで、交通事故で、日本では想像もできないくらい、この国の命は安い。一方、日本のような先進国では死は非日常的な現象であり、若い世代にとっては「信じがたいこと」であろう。

日常的な体験こそが死を実感させるのであって、それなしでは頭の中では人は死ぬと知ってはいても、本当は死なないと思っている。人は必ず死ぬという事実は真理として証明されてはいないが、帰納法的に（ほとんどの人には）「了解されている」。その了解の根拠は経験である。したがって、「人は必ず死ぬ」という理解はアプリオリに与えられた命題ではなく、経験の蓄積によって水がたまっていくように理解されていく命題である。

二つの点の最短距離は直線である、とか三角形の内角の和は二直角であるというユークリッド幾何学的な、数学的な命題もアプリオリな認識かというと、そうではないかもしれない。これも複数の経験値から一般化された、密度の高まった命題ではないだろうか。この辺になるとプロの哲学者でない僕の見解なんてかなり怪しいものだが。すべての直線を吟味せず、すべての三角形を吟味しないでこのような命題が「真」であると認識することは、カントのいうアプリオリな認識なしで可能だろうか。それはできないかもしれない。カール・ポパーの言うように、将来そういう前提が崩れるような事項や事物が「一回でも」見つかれば、その命題は崩れてしまうからだ。ポパーの「反証」の可能性とはそういうことだろう。事実、非ユークリッド幾何学の誕生とともに先にあげた命題の絶対的な真理性は崩れている。

しかし、ある命題に関与するすべての事物を吟味するのは不可能だし、時間を超えて未来にわたって証明するのは無理だろう。できるのは、了解し「おそらくそうであろう」という納得を得ることだけであろう。その納得がどこから来るかというと、僕は「類化性能」から来ているのではないかと思う。

「東大出は優秀だ（あるいは『性格が悪い』でも、『かっこよい』でも、何でもよい）」みたいな命題の真理性は、それを思う人の類化性能の強さに依存している。東大生の頭脳の明晰さや性格はすべて異なるのだが、それを一般化し、東大生みんなをひっくるめて「同じようなものだ」と見なすことを可能にするのは類化性能である。「日本人は○○である」、「女はこうこうだ」、「最近の若いやつらは」。すべて類化性能のもたらす言説である。個別の、よく見るとすべて異なる事例を「大体似ていておんなじようなもんじゃないの」とグループ分けしてしまうのである。

ソシュールや池田清彦先生が看破したようにすべての分類は恣意的である。病気の分類なんてまさにそうである。病気の分類は多くの人の類化性能と別化性能の総合芸術みたいなものだ。個々の患者はすべて異なる臨床像や病理学的な現象を持っているが、これをひとまとめにするのが類化性能である。他方、「この病気はあの病気とは違う」とか、「病期分類ではⅡではなく、Ⅲだ」とか、「エイズではなく、HIV感染にすぎない」なんていう言葉の使い方をするとき、僕らは別化性能を強く用いている。エイズと言えば、実はこの病気は国によって診断基準が異なる。アメリカのエイズと日本のエイズは似てはいるが、同じではない。前者はCD4陽性リンパ球値を勘定に入れる。どちらが正しいか、ではなく、恣意的に異なった形で線引きされているのである。どの国でもＨＩＶ感染の現象そのものが変わるわけではない。ある地に住む人が認識する分類方法が、ほかの土地では違う基準を用いて分類しているというだけだ。つまりは恣意性の問題なのである。

どういうときに類化性能を使うのが適切で、どういうときに別化性能を用いるのが適切かは、明確な基準はない。多くの人に合意を得たものが「診断基準」になっている。

差別とは要するに、自らの類化性能と他者の別化性能のコンフリクトのことである。「人類はみな同じ」、「あいつも俺も似たようなもの」ではなく、「俺とあいつは違う肌」と強く考えると差別意識、あるいは被差別意識が生まれる。類化性能と別化性能という観点からは差別者も被差別者も同じ構造で事物を思考し、認識している。差別者は差別を解消しないが、被差別者もしばしば差別を解消しない。被差別意識はルサンチマンを生み、差別の克服は別の人の差別という結果しか生まないからだ。イスラエルのユダヤ人がパレスチナでやっていることが、まさにそれである。

南アフリカ共和国でネルソン・マンデラが希求したのは、類化性能を強く出すことで差別を克服することであった。差別者でもなく、被差別者でもない。三十年近くも牢獄に閉じ込められてもそれをルサンチマンとしない強い精神であった。「俺もあいつも結局は同じ」と感じる態度である。

ネルソン・マンデラやマーティン・ルーサー・キング牧師は特に類化性能に優れた人物ではないかと僕は思う。彼らは「黒人をリプリゼンタティブ（代表）して」発言するというより、「黒人と白人なんて別に、大きく違わへんやんけ」という語り口だからである。白人と闘い、勝ち、凌駕するという方法論を採らないところに彼らの偉大さがある。なぜなら、そのようにして勝ち得た立場はルサンチマンしか生まないからである。ルサンチマンを生むような形で人に勝ち、勝ち誇ってもよいことはほとんどない。

日本独特の「立場」という言葉がある。あれは別化性能の極みである。よく学会のシンポジウムで「○○の立場から」というテーマで発表がされる。あれは「俺が見た、あるいは認識する現象と、あいつが見た、あるいは認識する現象は違うよ」という別化性能から来た発想である。別化性能は狭量がもたらすことが、しばしばある。もっとおおらかに、「まあ誰がみても同じようなもんじゃんか」と寛容な態度が取れるようになれば、「立場の違い」に苦しむことは少ないんじゃないだろうか。

僕は「立場」から語るのはあまり好きではない。「内科医の立場から」とか「日本人の立場から」しゃべりたくはない。むしろ、「外科医の立場も斟酌して、語る」とか「看護師の立場もおもんぱかってしゃべる」とか、「日本人じゃない人の観点もひっくるめて考える」のが「大人のやり方」なんじゃないだろうか。多くの学術集会が「○○の立場から」と自分の立場ばかり主張するようなシンポジウムを作るのは、自分たちの知性が劣化していますよ、小児的ですよ、と自ら望んで喧伝しているようなもので、まったく理解に苦しむ。あ、そういう「○○の立場から」と言いたくなるような思いもおもんぱかりながらしゃべればよいのか。理解に苦しむ……もある意味小児的だな……書いていて気がついた。

じゃ、類化性能が絶対によくて、別化性能が悪いかというと、そういうわけでもない。だからこの話はややこしく、難しい。

類化性能が強すぎると、「おおざっぱ」になってしまう。「味噌もくそ」も一緒にしてしまうようなことばかりでは、やはりいけないんじゃないか。

僕もどちらかというと類化性能の強い人間だと自分では思っている。これは善し悪しだ。

例えば、ワイン・テイスティングである。ワイン・テイスティングの要諦は、「あれとこれは違う」と明快に言えることにある。ぶどう品種の違い、生産国、生産地域、生産する畑、生産する作り手の違い、ヴィンテージの違いなどをきちんと見極めるのがワイン・テイスティングであり、ソムリエの仕事でもある。「まあ、美味しければメルローもカベルネ・ソーヴィニヨンもどっちでもいいじゃん」というい加減なコメントは、プロのソムリエから発せられるべきではない。僕みたいに、ワインを「うまい」と「うまくない」の二つにしか分けられないようではソムリエにはなれない。

もっとも、究極的なワイン・ラバーになるとは、そういう鼻につく（こともある）衒学がするりと抜けて、「どんなワインを飲んでも美味しいと思える」域に達したときなのだそうだが……。

学問領域、特に博物学的な古典的学問はこの「別化性能」そのものが学の営みみたいなものである。「あれ」と「これ」がどう違うのか。これが生物学や言語学のレーゾンデートルですらある……いや、ソシュールまでは、そうだった。だから、健全な別化性能は僕らの知的営為の中では欠くべからざるものである。

このように、類化性能も別化性能もどちらもわれわれの生活においてとても大切な能力である。どちらも大事なのであるが、どちらをどのくらいどのように活用すればよいのかは、決定的な方法論がない。両者を上手に使い分けるのが大事なのである。これを使い誤ると、われわれは失敗する。例えば、人種差別といったような。

## ケニアについて学ぶ

寝たり起きたりしながら六時に「本格的に」起床。外はまだ暗い。ネット環境が悪く、部屋の外に出ないとつながらない。建物の渡り廊下を抜け、階段に座ってネットにつなぐ。スカイプは時差があって、しかも電波が弱いので音声が悪く、画像も荒いのでなかなか使いづらい。メールはなんとか読めるが、やたらに多いのでほとんど無視することにする。メールのよいところは、「読まなかったふり」をして不義理を不義理と思わせにくいところにある。

ケニアについて何も予習していなかったので、『ロンリー・プラネット』を流し読んで、さしあたって必要そうなことを学ぶ。例えば、

手で食べるケニアの注意事項

・ちょっと残して満足感を示しなさい。

・左手は絶対に使わないこと。

・ナイフやフォークを与えられても、周りが手を使っていたら手で食べよ。

なるほど、数的にはクリスチャンの多いケニアだが、この辺はイスラム教的だ。後で学ぶが、ナイロビのスラムではイスラム教徒がとても多いのであった。

あと、おかしかったのがお酒事情。チャンガという地元の酒があるが、メチルアル

コールを含んでいることがあり、触ると冷たいという。死亡例も少なくないとのこと。タスカーという地元ビールは美味しいので、これに専念するのがよさそうだ。薄いピルスナーでピルスナービール（日本のビールはほとんどこれ）の好きな日本人に合っている。

朝は美しい鳥の鳴き声で目が覚めるが、どんな鳥かは想像もつかない。これはほかの国でも同じような経験である。名前を特定するのが難しいのである。鳥の声によって種別を分別し、声を聞くだけでその鳥の名前がわかれば人生は十倍くらい楽しくなるだろうに、残念なことだ。ここでも、僕の別化性能の欠落が人生の楽しみを減じてしまっている。

確認してみると、隣の部屋にいる学生の千葉くんは蚊取り線香をちゃんと持ってきていた。偉い……と思ったら、あとで知ったのだが持ってきていないのは僕だけで、参加者はみんな持ってきていた。甘すぎる。あと、ドキシサイクリンの予防投与を服用していないのも僕だけだった。確かに蚊はいるけど、ナイロビみたいに標高が高くて都市部にはハマダラカはいないと思うけど……。でもみんな「念のために」飲むんだそうです（この話題は後述）。まあマラリア発症したらみんなで笑ってやってください。人にはうつさないのでご迷惑はおかけしませんから。

鍼灸師の大島先生が、診療中に蚊に刺されて困ると嘆いていた。虫除けスプレー（DEET）は大体二時間程度しか効かないんですよ、とお伝えして持参したスプレーを振りまいて差し上げる。虫除けスプレーは普及しているのに、その使い方は日本ではまったく知られていない。ロンドンやISTM（International Society of Travel Medicine：国際旅行医学会）の認定試験で得た知識はやはりいざというとき役に立つ。ありがたいことだ。

スラムの診療所に向かう車中で、診療に関しての雑談となる。ケニアにはイスラム教徒が多い、と宮城島先生がご指摘。特に貧しいスラムではイスラム教徒が多いという。『ロンリー・プラネット』で調べると、海岸地域、東部のケニアではイスラム教徒がメジャーとある。人口の十パーセントがイスラム教徒。ほかはキリスト教徒がほとんどなので、実際にはマイノリティーなのだが、スラムの診療所にいると「ここはイスラム教国か」と錯覚するほどイスラム教徒が多い。ＨＩＶ診療に使った建物も、普段はコーランなどを教えるイスラム教系のコミュニティーセンターのようで、アラブ語の教科書がたくさん置いてあった。

貧しいスラムであるから、イスラム教が普及している……というのはよくわかったようなわからんような。僕の理解だと、本来キリスト教も人生の厄災への苦痛（ニーチェ的にはルサンチマン）の克服がきっかけになって生まれた宗教だ（あくまで個人的な理解なのでクリスチャンの皆さんのそれぞれの見解を否定するものではありません）。貧困やスラムでの苦しい生活こそキリスト教の萌芽となりそうなものだが。よくわからないなあ。

ちょっとここでケニアの歴史についておさらいしておく。『ロンリー・プラネット』はこういうとき便利である。

リフト・バレーというと僕らはウイルス感染症（リフト・バレー熱）のことを考えるが、考古学的には貴重な場所で、ここでは千六百万年前にもさかのぼる化石がたくさん見つかったのだそうだ。ここで人類の祖先たるアウストラロピテクス・アファレンシスが出現したのが四百万年前、二百四十万年前の人骨が見つかったのもこの地域だ。

紀元前一万年あたりはサハラは非常に人の多い世界の中心の一つだった。当時は砂漠ではなく緑地であったという。現在のような「アフリカの気候」になったのが約五千年前。現在のマサイ族などの先祖がスーダンあたりからリフト・バレーに移住してきたのもこのころだという。ほかにもいろいろな民族が移住してきてケニアの原型を作る。

八世紀にはアラブとの交易が行われる。スワヒリ文化と呼ばれるものが形成されるのもこのころ。動物の皮やサイの角、象牙などの動物、そして奴隷と金がアラブやインドに輸出されるようになる。サハラ以南はイスラム文化で栄えるようになった。

欧州文化との接触は十五世紀。バスコ・ダ・ガマがアフリカに逗留して以降のことである。金を求めてポルトガル人がアフリカにやってくるようになる。奴隷も必要な「資源」だった。ヨーロッパでは黒死病（ペスト）の大流行があり人口は激減。労働力をどこかから獲得する必要があったのである（アフリカで疫病が多くてヨーロッパは衛生的で安全、という「今」のイメージとは逆かもしれない）。（ポルトガル人がもたらした）キリスト教文化とイスラム文化の衝突もこのときより、この地で行われる。当時のキリスト教は公然とイスラム教に対して戦争（ほかの用語が政治的に正しくないのなら、ここは紛争でも衝突でも、適当な言葉に換えてもよいです）をしかけたのだった。多くの軍艦が東アフリカにやってくる。ポルトガルの支配下に置かれることを望むか、それとも攻撃されるか、という選択肢を突きつけたのだった。十九世紀までに千八百万人もの奴隷がアフリカ大陸からヨーロッパに「輸送」されたが、そのうち二百万人は東アフリカからであった。多くの物資がアフリカに入ってきたが（布、アルコール、そして武器など）、その代償は奴隷だったのである。当時、ヨーロッパでは砂糖とコーヒーの需要が高まっており、アフリカ大陸におけるこれらのプランテーションも開始された。このころからアフリカの植民地化も進んでいく。

十九世紀には、ケニアの地はドイツとイギリスの協議の結果、帝国イギリス東アフリカ会社（Imperial British East Africa Company：IBEA）による統治が行われるようになった。実質上イギリスによる植民地化である。オランダやイギリスの「会社」が現地をコントロールするのは当時の常套手段であった。ケニアでは民族同士の争いやコレラ、天然痘などの疫病の流行、そして飢饉と厄災が続く。海岸からウガンダに続く鉄道を敷設したことをきっかけとし、イギリスは統治の中心地を海岸沿いにあるモンバサから内陸で気候の比較的よいナイロビへと替え、一九二〇年にはケニアを正式な直轄地とする。ナイロビとモンバサをつなぐ鉄道は今でもあるが、稲田先生によると線路の鉄を盗まれたりして、現在は飛行機やバスの方が交通には便利だそうだ。

反帝国主義活動はジョンストン・カマウ、後のジョモ・ケニヤッタによって興された。ケニヤッタは一九二九年にイギリスに渡り、帝国主義の非道を訴えようとする。ここで反帝国主義グループと接触をもち、モスクワやベルリンを旅する。モスクワでは革命の戦略を学ぶ。彼はナイロビに戻り、後にマラウイの大統領になるヘイスティングズ・カムズ・バンダ、ガーナの大統領となるクワメ・エクルマとの知己を得る。

第二次世界大戦がアフリカ大陸におけるヨーロッパの統治能力を弱めていった。イギリス首相のウィンストン・チャーチルはアメリカのルーズベルト大統領に戦争協力を求めるが、このときアフリカにおける帝国主義の是正が議論されたという。

一九四五年十月には第六回パンアフリカン会議がイギリスのマンチェスターで行われた。ジョモ・ケニヤッタも参加していた。ケニアにおけるリーダーシップを発揮し始めたのである。一九五一年、アフリカ最初の独立国、ガーナが誕生する。ケニアでも独立運動が起き、マウマウ団の乱が起きる。この闘いで多くの人が死んだ。ケニヤッタは独立蜂起を画策したという罪で逮捕され、七年もの間強制労働となる。一九五九年にケニヤッタは釈放、翌六〇年にはイギリスが主権をアフリカに委譲する意志を発表した。

一九六三年、ケニアは独立する。初代大統領はジョモ・ケニヤッタであった。経済の発展、工業化の促進が起きる一方、大統領と与党に権力が集中する中央集権的な政治の中で一部民族の優遇や賄賂などの腐敗が問題となる。近年においてもケニアの政情は安定しない。二〇〇七年には大統領選挙後の暴動があり千人以上の死者が出る。

ガーナ出身でかつての国連事務総長だったコフィー・アナンらが介入し、憲法改正と民主化が要求される。二〇一〇年八月には新憲法草案が国民投票で可決され、ケニアの民主化が進む可能性が示唆された。

現在、ケニアは東アフリカでは最も経済的に発展した国と認識されている。経済成長率も株価も（そして物価も）上がり続けている。その一方で三千六百〜三千七百万人の人口のうち、銀行に口座を持っているのがたったの三百万人という格差も生んでいる。僕らが通ったスラムも、その一表現形なのだと知る。

以上がケニアの歴史について学んだ内容。イスラム教とキリスト教の関係についても何となく得心がいく。

## ケニア、エイズ、そしてその他の感染症

ケニアには二百五十万人のエイズ患者がおり、これは三千六百万人いる国民の七パーセント程度だ。毎日七百五十人がエイズのために死亡しているといわれ、ケニアにある病院のベッドの半分以上はエイズかその合併症が理由で埋められているという。通算でもすでに百五十万人がエイズのために死亡している。感染は異性間性感染がほとんどで国民のほとんどがリスクにさらされている。日本では男性同性愛者の感染が圧倒的に多いのだが、アフリカ大陸では流行のパターンが異なるのである。母子感染（出産時、妊娠時の母から子への感染）は健診のお陰で激減したと稲田先生に教えていただくが、エイズ孤児（エイズのために両親を失った子供）は多く、百万人近くいるという。また、若い教師がエイズのために死ぬことが多く、毎日二十人の教師が死

んでいるという。エイズが教育の危機をもたらしているのである。娼婦の感染も多く、その八十五パーセントはＨＩＶに感染しているという。また、ケニアには「処女と寝るとエイズが治る」という迷信があり、娼婦でない若い女性もリスクにさらされる結果となっている。

ケニアにおけるエイズ患者の治療費は年間三万五千米ドルと高額であったが、現在では数百ドルまで下がっている。とはいうものの、ケニア人の平均年収が千四百ドル程度、しかし国民の過半数の年収は五百ドル以下なのである。ケニアには公立病院、寄付から成り立つミッション系の病院、そして私立病院がある。公立病院は安いが質は低く、ミッション系は少しよくなり、私立病院は質は高くなるが値段も相応するとのこと。多くの国がそうであるように、ほとんどの医薬品は薬局で購入する。まがいものの薬も多く、効果がない可能性もある。また、田舎に行くとこのような医薬品へのアクセスもないことが多い。一般医療が高額なこともあり、伝統医療に依存する人が多い。国民の八割がいわゆる伝統医療に頼っているという。

その他、ケニアで問題になる感染症では住血吸虫症、ジフテリア、フィラリア、デング熱、リーシュマニア症、A型肝炎、B型肝炎、梅毒、HIV、髄膜炎菌による髄膜炎、リフト・バレー熱、狂犬病、腸チフス、オンコセルカ症、トリパノゾーマ感染症、黄熱病、赤痢アメーバ、ジアルジア症などである。ケニアの平均余命五十二〜五十五歳くらいである。WHOのホームページによると、二〇〇九年の麻疹のケースが千二百例くらい。ポリオが十九例（！）、破傷風が九例とある。ありとあらゆる珍しい感染症が存在するが、検査一つできない無料診療所では何一つ検証できない。

トリパノゾーマで思い出したが、ヘミングウェイの『アフリカの緑の丘』でもヘミングウェイがツェツェバエについて記載している箇所がある。リフト・バレーとともにふと目にとまった箇所だ。

しかし、ツェツェバエがあちこちにいる。体にまとわりつく。首をきつく刺す。シャツ越しに刺す、腕を刺す、耳の後ろを左右。私は葉の多い枝を持っていたが、歩くたびにこれを首の後ろではたいた。私たちは五日も狩りをした。日の出から夕暮れまで、暗くなってから家路についた。死体のように疲れはてていたが、暗くなって涼しくなったことに感謝した。

ツェツェが刺さなくなるからだ。

――『アフリカの緑の丘』より拙訳

いわゆる「眠り病」として知られるアフリカ・トリパノゾーマ症の存在は以前から知られていた。メジャーな二つの病原体の一つ、*Trypanosoma brucei gambiense* が発見されたのが一九〇一年、もう一つの *T. brucei rhodesiense* が発見されたのが一九一〇年である。ケニアで起きる後者のほうが急性型で重症化しやすい。発熱や頭痛、ウインターボトム徴候と呼ばれる首のリンパ節腫脹が特徴的な病気で、後に神経症状を示し、そのうち昏睡状態になって死亡する。だから「眠り病（sleeping sickness)」と呼ばれるのだ。ツェツェバエは都市部には少なく、海外からの渡航者ではアフリカ・トリパノゾーマ症はまれである。しかし、アメリカでは毎年一名程度の発症者が見つかっており、その多くは東アフリカの自然動物保護区で感染したものだ。ちなみに南米のトリパノゾーマ（*T. cruzi*）はシャーガス病として知られ、こちらは心不全など全然違う症状を起こす。この原虫を媒介するのがツェツェバエであり、一九三〇年代にアフリカを旅したヘミングウェイもツェツェバエが何を意味するのか、よく承知していたのだと思う。

そうそう、それで思い出した。ヘミングウェイである。『アフリカの緑の丘』ではヘミングウェイがたまたま出会った人物と文学談義を行う。

われわれは彼ら（作家）を壊す。第一には経済的にだ。作家は金を作る。作家が金を作るのは厄災によってだが、よい本はまあ最終的には金になる。作家は金を作り、生活のスタンダードが増し、それで捕まってしまう。彼らはそのエスタブリッシュメントに、妻に、その他に見合うために書き続けなければならない。で、駄作を作るのだ。わざと駄作にしたのではないが、急いで書いたのでそうなったのだ。言うことがないのに、井戸に水がないのに書くからそうなったのだ。彼らには野心があるからなのだ。そうやって自分を裏切り、自己を正当化し、さらに駄作が生まれる。あるいは彼らは批評家の書いたものを読む。すごい作家だと批評家がほめたとき、それを信じるのならば、批評家がくさしたときにもそれを信じなければならない。そうして彼らは自信を失うのだ。現在、二人のよい、しかし書けない作家がいるが、これは彼らが批評を読んで自信をなくしたからだ。もし書けばときどきはよいものだろう。ときどきはそんなによくないだろう。ときにはとても悪いものかもしれない。しかし、彼らは批評を読み、傑作を書かねばならなくなる。批評家が言うところの傑作だ。もちろん、それは傑作ではない。単によい本というだけだ。それで作家はまったく書けなくなってしまう。批評家が彼らを不能（インポテンツ）にしてしまったのだ。

——『アフリカの緑の丘』より拙訳

この文章を読んで思い出した。ちょうどケニアでヘミングウェイを読んでいたこの時期、一連の「多作」な作品が作品の質を下げるという議論があったためである。たくさんの本を出していた茂木健一郎さんや勝間和代さんがこれに反論し、やはり超多作な内田樹さんがコメントを述べて当分の執筆を「塩漬け」にすると発表したからだ。ヘミングウェイの時代にも同様の問題はあったのだろう。

では、ヘミングウェイが執筆するときの姿勢はどうかというと、彼はこう言っている。

「私は（金を稼ぐこととは）別のことに関心を抱いている。よい生活を送っているし。しかし私は書かなければならない。ある量のものを書かないと、残りの人生を楽しめないからだ」

「では何をしたいのです？」

「書けるだけ書いて、いけるだけ学ぶ。同時に、自分の生活を楽しむのだが、これがまたとてもよい生活なのだ」

「クーズー・ハンティングとか？」

「そうだ。クーズー・ハンティングやほかのたくさんのことだ」

——『アフリカの緑の丘』より拙訳

例えば、内田樹さんは「楽しいから」書いているのだと僕は思う。次から次へと書かないとやっていられないからではない。単に書くのが快楽なのである。書く内容が次から次に頭に湧いてきて楽しいのである。ヘミングウェイとか内田さんくらいになると世俗的な名声とか収入とかには頓着しない。それはあくまで副産物だからだ。

このような「書くことそのものを目的とした書き方」、あるいは「呼吸をするように書くやり方」に僕は深く同意する。もちろん、ヘミングウェイや内田さんが書くような意味で僕が何かを書くことはないし、比較のしようもないくらい僕なんぞけちなものしか書けないのだけど、それでも書きたいことは次から次へと浮かんでくるのである。編集者の方と話をすると、とめどなく新しい企画が頭に浮かんできて、それをすべて具現化したくなるのである。ただそれだけの理由で書いているのだ。現在この文章を書いている間もどんどん新しい企画を思いついている。

逆にある編集者に、「こういうことについて書いてくれ」と依頼されるときは、ほとんど断っている。自分の書きたいこと、頭に浮かんだこと、考え考えしたこと以外、書くことはできないからだ。思うに、新聞の社説や天声人語（みたいなもの）や週刊誌の連載が陳腐なのは書くことがあろうとなかろうと、「書き続けなければならない」ためだ。書きたいことが泉のように湧いてきて書く書き手と、書くことがないのにひねり出す書き手は、似ているが根本的に違うものなのだと思う。

こんなどうでもよいことを考えながら、昨夜と同じレストランで朝食を食べる。午前八時過ぎになり、いよいよスラムのクリニックに向かう。

診療所はスラム内のコミュニティーセンターを借用していると書いたが、中はだだっぴろい部屋が一つ、奥に小さい部屋がもう一つしかない。大きい方の部屋を布やベニヤ板で簡単に区画し、入り口から向かって左、奥からレイモンドの使う歯科のブース、HIV検査のためのカウンセリング部屋、そして検査室、受付となる。向かって右は四つの診療ブースがあり、一番奥は大島先生が鍼灸に用いる。本日は残りの三つの部屋を使って診療することとなった。もう一つの小部屋は薬剤部で、ここで薬を提供する。

宮城島先生と久保先生が一つの部屋に、僕はシブともう一つの部屋で、エマがもう一つの部屋を用いる。稲田先生は採血と検査をする。学生は薬剤部で調剤をする。やはりスラムに住むボランティアが十人ばかりで手伝い。アーシャという女性が通訳に入ることもあれば、別の人が通訳に入ることもある。驚くのは、スラムのケニア人の多くは英語を解することが多く、字も読めるということである。特にボランティアをやっている方はかなりきちんとした英語を話すし、またその話もロジカルであることが多い。スラムの中には貧困者のための学校もあり、僕らがイメージするスラムよりもかなり教育のレベルは高い。家人に指摘されて気がついたのだが、こういうのをもはや「スラム」と呼んでもよいのかどうか、不思議な気持ちになってしまう。ここにはモスクがあり、コミュニティーセンターがあり、学校があり、（後で昼食を食べることになる）レストランがある。『大辞林』によると、スラムは「近代都市において、貧しい人々が集まって住んでいる区域。貧民街」である、とある。アメニティーが充実しているかどうかは、スラムをスラムたらしめる要件とは無関係なのだ。

患者はずらっと診療所の前に並んでいる。いよいよ診療開始である。僕はシブと内科診療である。

午前中に診たのが二十三人。僕は患者を診るのは速いほうだと自分では思っていて、かなりすっとばしてもこれくらいが限界。シブは二十五人。その間、宮城島先生も久保先生も三十五人くらい診ていた。頭痛だったら頭痛薬、咳なら風邪薬という感じでどんどん診ていくという。僕はこの日、バカ丁寧に頭痛でもニューオンセットかどうか、随伴症状はどうかとか聞いて診断までは近づこうとしていたし、レッドフラッグサイン（重症な病気を示唆する所見）を見逃すのも怖かった。胃・食道逆流の患者には生活指導とかもしていたし、薬の飲み方も教えてこれである。シブもアメリカのやり方では絶対にうまくいかない（Review of System：ROSとったりとか）ことがわかっているのでかなりすっとばして省略してやっている。どちらがよいというのではないが、若干の文化の違いを感じる。

よく考えてみたら、ここで重症患者をたとえ見つけたとしても、彼らが高額な高度医療を受ける可能性はほぼ皆無である。日本のように診療所で怖い病気を拾い上げて、いざ救急車で搬送……とはいかないのである。ここケニアのスラムでは、日本的な「検査でリスクヘッジ」をすることもアメリカ的に「病歴を丁寧に取ることでリスクヘッジ」をすることもうまくいかないし、意味がない。セッティングに合わせた医療のあり方があるというわけだ。僕の中での診療セッティングに対する微調整が必要である。

最初の患者は四十九歳の女性で胸膜痛と発熱、疲労感である。結核を強く疑うが喀痰検査もレントゲンも無理である。結局（お金があれば）国立病院を受診した方がいいよ、と言って市中肺炎用のアモキシシリンだけ出してお茶を濁す。ケニアでは抗結核薬は無料だがレントゲン写真は有料なので、スラムの住人ではそう簡単に受診はできない。病院に行った方がいいよ、と言っても「金がないから無理」と断られることもある。こういうことは日本でも多いが（関節リウマチの患者が高額な生物学製剤を断ったり）、もちろんそのレベルは全然違う。

次の患者も六十歳糖尿病患者の咳と咽頭痛が三カ月。この三カ月という病歴は怪しかったのであるが、「ほかにやりようがないので」風邪として治療。また結核が頭をよぎる。

そんなに結核ばかり鑑別に挙げていても仕方あるまいと読者は思うかもしれないが、途上国では「人を見たら結核と思え」なのである。僕はカンボジアのＥＲ（救急室）で五人連続で診た患者がすべて肺結核だったこともある。だから、少しでも結核くさい症状があれば結核と見なして検査を促すのが途上国医療における定石……なのであるが、ここナイロビ・スラムの診療所ではこの定石が成り立たない。

あとは咳、風邪、腹痛、胸焼け、皮膚所見（真菌感染が多いがよくわからないものも多い。真菌感染らしければ抗真菌薬の軟膏を、わからなければ、抗真菌薬とステロイド軟膏を出す。細菌感染は実に少ない）。最後に「ついでにＨＩＶ検査を受けた方がいいよ。ただだし」と促す。三割くらいはＯＫがでて、隣のカウンセリング部屋に移動する。すでにＨＩＶ陽性の人もいるが、この診療所のＨＩＶ検査スクリーニングでは、同時にＢ型肝炎、梅毒も調べるので、もし患者に皮膚病変などあればたとえＨＩＶ陽性とわかっていても、検査を促す。

とにかく一回こっきりの臨時外来である。目の前の問題を片付けるしかない。フォローしたくても、フォローできない。紹介したくても、それもなし。一期一会。今日の外来が外来のすべてという外来だ。おまけに、大量の患者で忙しいから、思うように病歴が取れない。また、取る意味も小さい。

簡単な病歴聴取と身体診察で見極めのつかない問題、あるいは慢性的ですぐに解決しない問題（不眠とか、慢性の腰痛とか、頭痛とか）に対しても、七日程度の対症療法しかできない。三十日分なんて処方していたら、寄付だけで成り立っているここの薬のストックはすぐに枯渇してしまうだろうから。頚椎症らしき腕のしびれを見ても首のレントゲン一つ取れない。どんな皮膚病変も生検はできず、皮膚科医に相談もできない。

自分でマラリアになったと主張する患者に二回会う。基本的にマラリア流行国に住む人が「マラリアだ」と自己申告している場合、これを否定してはならない。多くの人は何度もマラリアにかかった経験があり、彼ら自身がその症状を熟知しているからである。僕みたいなたまに旅行帰りのマラリアを診ています、みたいなのとは経験値が違う。おまけに流行地におけるマラリアは、先進国在住者の旅行帰りのマラリアとは臨床症状が異なる。前者は免疫獲得のために軽症になりがちで、後者は重症化しやすい。臨床症状が異なるため、乏しい臨床経験がさらに役に立たないものになる。だから、流行地の「自己申告」マラリアには要注意なのである。もっとも、逆もまた真なりで、検査キットが乏しく、確定診断の難しい途上国における「自己申告」の病気については要注意である。フィリピンでは大雨が降った後の熱はすべて「レプトスピラ症」で片付けられてしまうが、中には異なる疾患のことも多いという。マラリア、結核、腸チフスみたいな病気は臨床診断されることが多く、その確度は必ずしも高くはない。「かつてのマラリアの既往歴」も「かつてマラリアというレッテルを貼られ、薬をもらった」というだけの可能性も高い。検査というバリデーションを欠いた途上国では感染症という現象をうまくつかみ取ることがとても困難である。マラリアの有無の問題は後にも議論する。

ＩＬＦＡＲで用いているマラリア治療薬はアモジアキン（amodiaquine）という耳慣れない薬。いや、どっかで聞いたことがあったかな……。とにかく、あったようななかったような、遠い記憶しかない。調べると、これはクロロキンに似た薬でアフリカでよく用いられているという。アメリカには存在しない薬である。大人なら一日三回一回一錠で三日間服用する。ケニアにはクロロキン耐性マラリアが多いのだが、アモジアキンで大丈夫なのだろうか。

いやいや、「似ている薬」は「同じ薬」ではない。こと抗感染症薬に関するかぎり、アナロジーを用いてはならないのが鉄則で、必ず知らない薬に関しては調べることだ。あとで調べたらちゃんと論文があり、アモジアキンはクロロキン耐性の熱帯熱マラリアにも効果があるとのこと。八〇年代の古いスタディーだが、ケニアにおけるアモジアキンの効果が検証されている。何でも頭から決めつけてはならない。決めつけるのではなく、調べるのである。勉強になりました。

Watkins WM, et al. Effectiveness of amodiaquine as treatment for chloroquine-resistant plasmodium falciparum infections in Kenya. Lancet 1984;323: 357-9.

さて、忙しい外来を「流している」うちにだんだん気がついてきたことがある。多くの病院において、あるいは診療所において、日本の外来は忙しい。午前中に何十人も診ることもあたりまえである。このことに、僕は割と批判的であった。多くのアメリカ帰りの医者が批判するような語り口で、批判的であった。

しかし実際ケニアのスラムでやってみると、それも「仕方ないんじゃないか」と思えるようになった。何しろ患者があふれかえっているのである。ちんたら、丁寧に診ていたらちが明かないのである。あるセッティングにおいては、そのセッティングにふさわしい振る舞いをするよりほかないのである。

もちろん、日本の場合は怖い病気を見逃すことは許されない。時間をかけて病歴を取る時間がないにもかかわらず、怖い病気を見逃さないためにはどうすればよいか。検査をするよりほかないのである。日本では過剰な検査が行われることが多く、「検査漬け」として批判される。しかし、欧米の何倍の患者をこなす日本の外来において、検査が増えるのはむしろ必然なのである。しゃべる時間が短いうえにリスクはヘッジしなければならないのだから。

これは日本の医師の性格的な問題だけでなく、医療システムという構造的な問題である。もし検査を減らそうと思えば、外来診療の診察コストを上げるしかない。患者教育をして外来受診数を減らすよりほかない。それができないから外来に患者はあふれかえり、診察時間は短くなり、リスクヘッジのために（リスクヘッジをしなくてよい、という患者や医療者がいれば別だが！）、検査を増やすのである。

だから、「検査漬け」の現状を改善するのであれば、それをやるのは政治である。システムが医療の姿を決定するのである。

そうこうしているうちに、大人の患者はだいたいはけてきて、大人を診ている医師、宮城島先生、久保先生は暇になる。大島先生の鍼灸もあらかた患者を診終わっている。ラボワークにとても関心が高いシブは稲田先生を手伝ってＨＩＶやＢ型肝炎や梅毒の検査を行っている。素晴らしい集中力だ。歯科のレイモンドと小児科のエマだけが忙しい。患者はまだたくさん残っている。

「風邪とか腹痛程度なら、子供診ますけど」

とオファーして、エマを手伝うことにする。九人ばかりの子供を診る。大人の診察券を持ってずるをして子供を診療させたり、薬を出させようという患者が出る。稲田先生がそれを見逃さず、診療はできないと言う。

「こういうずるはここでは通じませんよ、という意志は示しておかねばならない」

と稲田先生は説明する。稲田先生は、このようなことも言っている。

「患者との接点である医療活動、これまた大変である。指定した日にやって来ない。ひょっこっと現れ、検査をしてほしいとか、結果を聞きに来たという。この結果を出すまでの行程に費やす人的労力、試薬などの経費など天から降ってくるものと思っているのだろうか？　援助という名の悪循環がそのような意識にしてしまったのだろうか？　結果はわれわれのためのものではなく、患者本人のものであり、病勢をいかに把握し、それをコントロールしていくかを知るためのものであることを懇々と説明し、きちんと来診（アポイント制導入）しなければよいことも悪いことも伝えられないと説くことにほとんどの時間を費やす。それでもここに行くと血液だけとってモルモットにされると噂を流す連中もいると聞く」

稲田先生の考える「援助」の価値、その立ち位置、見ている視線の行く先がよくわかる話である。

この日は結局子供九人を含む五十五人の患者を診た。宮城島先生や久保先生はもっと短い時間で六十人以上診ていたし、エマも七十人は診たようだ。エマはアメリカで診療しているのに、ケニアでの診療の要諦をとてもよく心得ているように見えた。もう五回もこのキャンプに来ているからかもしれない。あるいはペルーの出身だから、いい意味で「アメリカ的に」染まっていないのかもしれない。全部で三百人あまりの患者の中、ＨＩＶ検査はそのうち三割程度に提供され、新規のＨＩＶ感染が五人に見つかった。この五人に告知し、長期のＨＩＶ診療につなげていくのがこのキャンプのミッションである。五人の感染者の発見。これが本日の成果である。慣れないスラムにおける外来診療で僕はくたくたになっている。

夕刻、帰宅してほこりまみれのスクラブを脱ぐ。個人的にはスクラブは好きではないのだが、ここではほこりが多すぎて、ほかの服を着るのは困難である。シャワーを浴びて、さっぱりする。タスカーを飲む。労働後の一杯は格別である。今日の外来は「診療をした」というより「労働をした」という表現の方がふさわしいような外来であった。

夕食は、すこし遠くまでドライブして、エチオピア料理のレストランにて食す。お手ふきのような薄いパン（クレープ？）を使い、手で具を巻いて食べる。手巻き寿司の要領で、カレーや牛肉を食す。高い高い天幕を張っており、まるで昔の砂漠の王族の住まいのようであり（想像だけど）、美しい店であった。食事中、レイモンドはちょっと詰め物をすれば治る程度の虫歯なのに、詰め物をする機材やコストがないために、立派な歯をどんどん抜歯しなければならない、哀しいことだと嘆く。ペルー人のエマは例によってアルゼンチン人の悪口を言う。南米ではアルゼンチン人の悪口を言うのは定型的である。フランス人がアメリカ人の悪口を言い、イギリス人がフランス人の悪口を言い、オランダ人がドイツ人の悪口を言うようなものであり、そこには悲壮感や政治的などろどろはない。残念ながら、日本には気安く「悪口」を言えるほど仲のよい隣人がいない。イギリス人はことあるごとにフランス人を「蛙食い（フロッグ・イーター）」となじるが、日本人が韓国人に「犬食い」なんて言おうものなら政治的な正しさを希求するヒステリックな連中につるし上げにされること、必定である。悪口が言えないうちは、決して心を許した友にはなれないのだよ。悪口を言われても笑って流せなければ、仲良くなれないのだよ。

食事はうまかった。皆が満足した。外に出る。乾燥した空気が気持ちよい。

空を見上げると満月である。そう言えばこの時期、日本は中秋の名月である。月から見ればケニアも日本もない。釧路も岩手も島根も神戸もない。地球のどこから見ても月は月で、同じような形をしている。それがウサギに見えたり別のものに見えたり、異なる解釈があるだけだ。月から見れば、ケニアも日本も同じようなものだ。これも類化性能の一種だろう。

月で思い出した。昔アメリカと日本の感染管理について、類化性能、別化性能の観点から議論したことがあった。本書のテーゼに合致するので再掲する。北京の診療所で働いていたときに書いた原稿だ。これを書いたのが二〇〇四年。日本の感染管理事情はあの当時に比べてずいぶん進歩したが、逆にまったく進歩していない病院も多いだろうから、この原稿のバリディティーもゼロにはなっていないだろう。

**感染管理の日米のお家事情 「月」と「地球」は近いか遠いか**

こう問われたとき、読者の皆さんだったらどう考えるであろうか。その昔、月とは地球から遠く遠く離れた存在であった。離れた恋人を想うのに、夜空に仰ぎ見る月がばっちり似合うのは、自分の想いと離れた月が見事に相似していたからである。かつて、月とは、地球から遠い、あまりにも遠い存在であった。

月と地球が何キロ離れているか、筆者はよく覚えていない。が、昔も今も地球と月の距離はそう縮んだり伸びたりしていないだろう、ということは直感する。しかし、近年になって月はわれわれにずっと近づいた。以前のように遠い遠い星ではなくなった。

物事の距離感というのはかくも主観的なものである。例えそこに何キロメートル、という「客観的な」数字が横たわっていたとしても、やはりそれは主観的なものである。特に、地球と月……というように二者間を比較する際は、さらにその主観度は増してくる。せめて、あいだに火星でもあれば、「火星との距離に比べれば月は近い」くらいは言えるのに。

こんなことはわかりきったことであろうか？　しかし、医学雑誌を開くと何十年も前から「米国では○○になっている、それに引き換え日本では」という議論が延々と行われてきては来なかっただろうか。二十一世紀になった今も、同じ論法から抜け出せてはいないのではないだろうか。恋をして周りがまったく見えなくなり、潤んだ目で月を眺める平安時代の貴婦人と、いまだに同じ気分ではいないだろうか。

彼我の違いは相対的なものであり、心の持ちようで伸びたり縮んだりする。だから、主観的な距離感を延々と論ずることには、ほとんど意味がない。

米国における感染管理について書いている。「日本とはここが違う」という点は星の数ほどあるが、例えば今筆者の住む中国から見ると大同小異、五十歩百歩であることも多い。すると、異なる点は突然共通点に変じる。だから、いっそのことそういう見方を捨ててしまえ、と思っているわけだ。

## 米国のガイドライン、マニュアル主義

米国の感染対策の本質はガイドライン主義、マニュアル主義にある。ガイドラインを徹底させ、上意下達でこれに習わせる。例外とか、臨機応変、という言葉は似合わない。したがって、針刺し事故が起きたときも、ＭＲＳＡの院内アウトブレイクが起きたときも、「マニュアルにしたがって」となる。

上意下達といえば、お上に従う日本の雰囲気もそれに通じるものがある。だから、基本構造は米国と同じであると言ってよい。ただし、ガイドラインの作りがまったく異なる。また、せっかくのガイドラインは効力を持たなかったり、棚の上で埃を被ったりしている。したがって、日本の感染対策がまだ未熟であるのなら、ガイドライン、マニュアルの完備・徹底が出発点であるといえよう。

## 医療従事者の安全が最優先される職場環境

医療従事者の保護で言うのなら、米国は他国を圧倒している。まず、米国の医療従事者は自らの身の安全を守ること、そして自分たちの権利を守ることに対して強烈な執着がある。これが、日本には希薄で、ほとんどゼロと言ってもよい。また、そのような執着心は美徳とはされていない。

例えば、針刺し事故があったときには、米国では医療従事者は「即座に」現在行っている勤務から外れなくてはならない。そして、プロトコルにしたがってB型肝炎やＨＩＶの対策を取る。

これを可能にしているのは、完備されているマニュアルと「自分の身を守ることが何よりまず大事である」という哲学である。患者のために、自分を危険にさらす、というのはよくないことだという考えが徹底している。

周囲の医療従事者もまた、このような事態には深い理解を示し、針刺し事故後に勤務を離れることに対して非難を浴びせたりすることはない。また、カウンセリングなど後々の精神的なサポートも提供してくれる（針刺し事故は、当事者に聞くと相当ショックな出来事で、ＨＩＶの陰性が確認できるまでの約半年間、この苦悩は続くのだ）。

皆忙しいのに自分のミスで針刺しして、仕事を中断するなんて……という罪悪感を持つ必要がない。あいつこの忙しいのに自分のミスで抜けやがって……という狭量ないじめ心も持つ必要がない。こういう環境作りが、まず大事である。日本がこのコンセプトから学ぶところは、多い。

**彼我の abuse**

が、もちろん物事には表と裏がある。話そうは簡単ではない。

勤務時間を超えて重症の患者のケアをすれば、日本では素晴らしい行為と賞賛の対象になる。が、米国ではそれは「愚かな行為」とされる。勤務時間が終われば、どんなに忙しくてもそそくさと帰宅していく。それが自分の権利であるからである。ランチタイムになれば、例え心肺蘇生が行われていてもやはり食堂へ去っていく。組合がそれを認めているからである。たしなめると、「組合に言ってくれ」と切り返される。

まったく対極的な二国であるが、ある意味、これは同じコインの裏表、とも考えられよう。キーワードは「abuse、悪用」である。

日本では、「善意」、「患者への献身」という美名に乗っかった医療従事者へのabuseがまことに多い。過剰勤務もそうであるし、針刺し事故に対してすぐに届けたり、勤務を休んだりする「雰囲気」がないこともそうである。

一方、米国の場合は「制度」、「マニュアル」のabuseが頻繁に行われる。その先にあるのは、家でパーティーを開くのに子供の病気を理由（うそ）にして早引けしたり、患者の容態が悪くなっても知らん顔でランチを食べに行くという振る舞いである。人間はabuseに走りやすい。日米両国において、あるいはほかのどの国においてであっても、これはまったく共通の特徴なのである。

## 質の高いガイドラインの特徴、その功罪

米国のガイドラインは大変細かく整備されており、その効用を筆者は強く感じている。中国に赴いてまず取り組まねばならなかったことが、ガイドラインの整備であった。SARS

や鳥インフルエンザなど、空気、飛沫感染の可能性のある患者にはどう対処したらよいか、結核についてはどうか、ＨＩＶ感染者が約八十五万人、Ｂ型肝炎感染者が一億人いるといわれる中国で、針刺し事故にはどう対応したらよいか。「そのときは、そのとき考える」という場当たり的な雰囲気が蔓延する中、これではいけないと思ったからである。

筆者は、中国においてもほとんど米国のガイドラインをそのまま転用した。これは、米国が出しているガイドラインは完成度が高く、他国に対しても応用が利き、普遍性が高いものが多いことを意味する。米国のガイドラインはデータに基づいており、微にいり細に渡っての議論がなされている。そして、とても具体的である。ガイドラインは細かければ細かいほどよい。具体的であれば具体的であるほど、よい。

ところが、ガイドラインの細かい整備が逆に裏目に出てしまう場合もある。よく米国は個性を重んじる国だといわれるが、医療現場では逆に没個性。誰もが同じような医療を提供するよう、細かいマニュアル化が進んでいる。

勉強不足の医師が「筆者だったらこう治療する」と自分勝手な診療をする危険を防止するのに、マニュアル化は一定の役割を果たしている（俗に言う、グローバルスタンダードである)。

一方、過度に細かいガイドライン、マニュアルは人間から考える力を奪ってしまう。ガイドラインは「こうしろ」というが、「なぜそうするのか」を考えさせない。理解がないから、必然性を感じない。マニュアルには従うが、表面的な従属でしかない。必然性を理解していないから、表面だけで適当にごまかしてしまう。

「頭脳労働はトップのお偉方、肉体労働は現場のスタッフ」と分業制が際立っているため、現場の人間は思考しなくなってきている。マニュアルにさえ従っていればよい、という二十一世紀の愚民化が起きているのである。Strict isolation のかかっている結核患者の病室でも、ドアが開けっ放し、という嘆かわしい事態は米国では珍しくない。なぜ隔離しているのかを理解していないから、危機感や使命感を持てないのである。

また、米国では医師、ナース、その他の医療従事者の手洗いが全然徹底していない。感染症の専門家でも水道でちゃっちゃと濡らすだけでおしまいの人が多い。

筆者は白衣を着ないし、ワイシャツも袖をまくり、腕時計をしないで診療している。手洗いの邪魔になるからだ。が、米国では、長袖の白衣、長袖のワイシャツにカフス、金の腕時計をしていても袖はまったく汚れない医師が多い。いいかげんな手洗いをしている証拠である。ＣＤＣ（米国疾病管理予防センター）は三十秒間の手洗いを推奨しているが、これをきちんと守っている人は皆無といってよい。そのなかでも、わずかに模範的なのは新生児集中治療室のナース。比較的ましなのが、外科病棟、小児科病棟の医療従事者である。あとは、ほぼ絶望的である。

三十秒間の手洗い、というＣＤＣのお達しにそもそも現実味がない。現場にいない人間がガイドラインを作ったのが一目瞭然である。嘘だと思うなら、ストップウォッチを横目に手洗いしてみればよい。三十秒間というのがいかに長い時間で、いかに臨床現場の実態からかけ離れた数字であるかがよくわかる。ガイドラインを作るのは、いわゆるtop smart peopleで、一流病院のトップが集まって作るのだが、彼らは病棟や外来の現場で実際に仕事をしたりはしない。大変理にかなった、データに基づいた質のガイドラインを作るのだが、ときどき現場の実感から外れたことを言う。

## 格差が生む断絶と質の低下

米国は格差の大きい国である、と言われる。貧富の格差、知的能力の格差、社会階級の格差。病院内においても、これは例外ではない。

米国では上意下達、ガイドラインを作るトップの人と、それに従う現場の人の区別、格差が激しい。これは現場の人間の思考能力をどんどん落としている原因になっている一方、トップの人間はあまり現場に出ないので、ときどき現実からはかけ離れたトンチンカンな推奨をすることもある。

筆者は、手洗い法を沖縄県立中部病院の遠藤和郎先生に教えられた。短時間で効果的にできる実際的な方法であった。今でもこれをナースや研修医たちに教育している。これなら十秒足らずでできるので、現実の医療現場でもほとんど支障にならない。

## 日本に必要なもの

日本に欠けているのは、整合性のあるガイドラインの存在である。が、ガイドラインだけ作って配っても、そもそもガイドラインに従って行動する習慣がないので、そう上手くはいかないだろう。仮にガイドラインに従うような習慣が芽生えたとしても、次に生じるのは米国に代表されるスタッフの愚民化である。

日本の感染管理に問題があるのは、識者ならば誰でも賛同するところである。が、その対極にあると思われる米国でも、実はさまざまな問題を抱えており、感染症対策は理想からは程遠い。はるかに遠い月を美しいと眺める時代はもう終わりにすべきである。われわれは、より現実的な視点で月との距離感をはかり、どこに落としどころを持っていくか、何をアウトカムに狙っていくか、真剣に冷静に考えるべきである。

分業性の強い米国ではナースと医師は一緒に回診することもないし、皆ばらばら、という感じである。感染症コントロールのチームは完備されているが、彼らはガイドラインを出し、定期的にレクチャーをして「ああしろ、こうしろ」と上意下達である。ともに働いている、という実感はわいてこない。

米国が世界最高の感染症関係の研究成果を持ち、教科書やガイドラインを完備し、ほかの国では到底期待できないような感染症コントロールチームを完備しているにもかかわらず、

MRSA、VRSA、VRE、各種耐性グラム陰性菌が蔓延しており、全然「結果が出せていない」。数字に表れていない処々の環境が、その大きな原因になっていると筆者は考える。

一方、日本では感染症コントロールチームやナース、医師たちの意思疎通、コミュニケーションは（相対的には）上手くいっている。米国では絶対にやらないが、仕事の後、一緒に飲みに行ったりなど、細かいところでの気配りがこれを後押ししている。

が、その一方で、科別ごとのコミュニケーションは非常に希薄である。外科医と内科医が感染症対策のために意見を一致させるだけでも一苦労である。ひどいのになると、科ごとに派遣大学が異なり、そのため会話もろくにできない、という幼稚園児のような現象すら垣間見られる。米国における上下の断絶。日本における縦割りの断絶。表現形こそ異なれ、根っこにある問題点には共通点がありそうだ。

感染管理、患者や医療従事者の安全対策には具体的で実効性のあるガイドラインの制定が望ましい。しかし、質の高いガイドラインも、病院職員全員で共有できなければ宝の持ち腐れである。共通の目的のために、他科間、異なる医療従事者の間での好ましい人間関係を大事にしなくてはならない（極めて日本的である！）。上意下達ではなく、一人一人の職員が「我がこと」と捕らえて、自分で考えて感染対策を行うことも大事である。「私の権利」だから医療従事者の安全を守るのではなく、自分以外の医療従事者の安全や安心を気遣う気持ちが大切である。その気遣いの心は、日常の患者ケア時の気持ちと何ら変わりはない。だから、難しいことではないはずだ。

日本の感染管理において、一番大切なことは、そういうことである。それは、日本の医療従事者からそう離れた所にあるわけではない。大事な青い鳥は、自分の手元にある。

――看護学雑誌（医学書院）二〇〇四年六八巻九月号掲載原稿を改変転載

今日は蚊取り線香ありの夜である。蚊取り線香の香りは懐かしく、美しい。月の光を浴びながら、眠ることにする。

2010年9月23日

この日は午前二時半に目が覚める。昨日は一時半に目がさめた。時差ぼけは毎日一時間解消するから、あと数日で朝気持ちよく目覚めることだろう。そのときまた日本に帰国し、あちらで別の時差ぼけを経験する。時差ぼけとは実に悩ましい「無駄」である。僕は時差ぼけにはできるだけ逆らわず、起きているときは夜中でも活動し（静かに）、眠いときは昼でも寝る（可能ならば）自分に逆らわない生活をしている。この戦略はわりと有効だ。もうすぐ四十の体力が下降線上にある自分にとって「できるだけ流れに逆らわない」というのはとても大切なことである。

今回のキャンプ参加者は若い人が多い。体力下降線上にある僕を皆はとても丁重に扱ってくれて恐縮である。日本人では僕より年上は稲田先生と宮城島先生のみ。アメリカからはペルー人のエマのみが僕より年上だ。あとは全員僕より若い。医学生など、僕より一回り以上若い。朝飯とか一緒に作りたいのだけど、みな「岩田先生はいいですから」とやらせてくれない。今日はしそ飯と味噌汁、鯖の缶詰とスクランブルドエッグの朝食だったが、若人が自炊してくれた。僕はただ食べるだけだ。さすがにすまないので洗い物だけは手伝うことにする。こんなことすら皆に恐縮される。そんなに年取ってるかな、俺、と思う。

ＩＬＦＡＲ主催のケニア・キャンプは今回が十九回目である。そのうち、宮城島先生が十年間、十回参加されている。毎年このように米とか味噌とか缶詰を日本から持って行き、こちらで野菜や肉を買って自炊したりして、稲田先生に日本食をごちそうしたりするのだという。日本からたくさんの医薬品や食料を持って行き、空いたスペースで帰りは土産物をたくさん詰め込んで帰るのだという。土産品はＩＬＦＡＲ釧路のイベントで販売し、その売り上げがまたＩＬＦＡＲの活動資金となる。

毎年の「恒例の」イベントを持つ人は素敵である。宮城島先生はこのケニアでのミッションを持つからこそ宮城島先生なのだな、と勝手に僕は考えている。それは僕にとってのカンボジアと同じかもしれない。カンボジアはまだ四回、あれ、五回だったかな……しか行っていないが。

## なんちゃって小児科医

合宿生活っぽいノリが増していく中、本日もワゴンでスラムに向かう。あれやこれやで到着は九時過ぎだったが（この辺は実にアフリカ的だが、別にアフリカでなくても日本以外はみな時間についてはこんなものだ）、患者がたくさん行列を作っている。この辺は日本と構造的に同じである。類化性能的に見れば、そうである。

昨日は小児の患者がとても多く、エマが一人で七十人以上診たので、僕がそっちを手伝うこととする。基本的に処方は七日以内。パラシタモール（アセトアミノフェン）シロップの処方はこんな感じ、咳止めはこれを使っている、頭白癬が多いが、ここでは教科書より少なく三十日のグリセオフルビンの治療を行う、抗菌薬は基本的にアモキシシリンで軽症なら50 mg/kg/day、重症なら90～１００くらい……と教えてもらう。

検査が一切できず、フォローが一切できず、紹介や入院は極めて限定されているスラムでの診療である。今日はブースがシブとではなく、エマと一緒なので、隣で診療を見学しながら患者を診る。エマに『ハリエット・レーン』を借りてやる。『ハリエット・レーン』はアメリカでは定番の小児科診療のマニュアルである。これが手元にあれば、なんとか小児科医のふるまいっぽいふるまいができる……かもしれない。

その外来は壮絶たるものであった。

評判を聞きつけたのか、たまたま風邪が流行っている時期なのか、昨日に増して大量の子供がやって来る。風邪、風邪、風邪、頭痛、腹痛、下痢、また風邪とコモンな病気のオンパレードだが、ときどき肺炎が混じっていたりしておっかない。あきらかな胸膜炎の子供とか「結核かな」と思うが、貧しくて病院に行けないのでエマに「細菌性胸膜炎としてアモキシシリン十日出せばいいよ。ほかにできることはない」とあっさり言われる。レントゲンはないし、超音波もないし、胸水穿刺ももちろんできない。ナースはいないので、バイタルも取れない。体温計も少なく、体温を測る暇がない。「熱がある」と申告されれば、そうですかと体を触って判断する。熱は「ある、ない、とてもある」の三種類で分類される（これも恣意的な営為なのである）。体重計がないので、「生後すぐは三キログラム、一歳で十キログラム、栄養失調があれば引き算し、あとは見た目で適当に」とエマに教わる。うげええ……。「なんちゃって」小児科医にこんなハイレベルな診療させないでください。

僕の小児診療は、沖縄県立中部病院での一年間通じての救急外来研修、四カ月間の小児科研修、アメリカでの一カ月の小児感染症研修、中国での一年間の診療所での「体験」、亀田総合病院での月に一回の「なんちゃって小児科当直」のみに基づいている。亀田では救急外来で風邪とか下痢の子供を診ていた。重症患者や、先天性心疾患をもつ子供のチアノーゼみたいな「やばい」患者が来たら、すぐに小児科病棟の当直医に相談することができた。このような甘い環境下で育った僕にとってここは荒れ地だ。もっとも、エマが隣にいるので困ったらすぐ相談できるから、そこは気分的に楽だけど。

とにかくオプションが限定されているので、難しい。全身浮腫の子がやってくる。溶連菌後の腎炎かもしれないし、住血吸虫などによる肝不全かもしれないし、ほかの病気かもしれないが、血液検査も尿検査もできない。「もしよかったら（お金があったら）病院に行って検査してもらって」と紹介状を書く。「お金はない」ときっぱり言われることも多い。そりゃそうだ。あればこんな年に二回の無料診療所に来るわけがない。二カ月の子供の熱発。ぐったりしている。アモキシシリンを持たせて帰す。先進国であれば当然フルワークアップで入院だ。ここには点滴一本もないのである。たとえ点滴が一本あったとしても大勢には変わりないかもしれないが。

頭白癬、蟯虫症、回虫症がやたらに多い。スワヒリ語では「ミニュー」と言うのだそうだ。「ミニューがあるから薬をくれ」という主訴が多い。便検査をするスペックも時間もないので自己申告制だ。マラリアと同じだ。メベンダゾールを使えと言われ、言われるがままに処方する。本当は各寄生虫への薬理作用とか復習したかったが、ごった返す外来でそんな暇はない。UpToDate（http://www.uptodate.com/）を見ながら患者と話をしていた日本が懐かしい。メベンダゾールの薬理作用が微小管阻害作用と知ったのは勤務の後のことであった。

明らかに「置き薬」ほしさに主訴をねつ造してくる人も多い。どこからか複数の子供を連れてきて、主訴が全員「頭痛」と言ってくる。このような露骨な詐病も、露骨でない詐病も、秒単位、分単位であしらっていく。小児科がちょっとすくと大人の診療を手伝っていく。カルテを書く暇がないので、診断名だけメモってあとはひたすら処方である。先進国ならば絶対に許されない医療だ。

その合間にエマをチラ見しながら、診療を学ぶ。おもちゃやあめ玉を与えながら巧みに患者をどんどんさばいていく。うまいなあ、と感心する。

もちろん、エマはニューヨークでこのような「流す」診療をしていない。あちらではこの何十倍も丁寧な診療をしている。半日で十人くらいがアメリカにおける典型的なエマの診療パターンだそうだ。主訴を聞き、丁寧に病歴聴取をし、システムレビューをし、診察し、検査をし、治療方針を相談し（命じたりすることなく）、そして健康教育や副作用情報も開示する。質の高い医療とは高コストの医療なのだ。それはお金の面でもそうであり（丁寧な診療をして、診る患者数が少なくても医者が生きていけるくらいの診療報酬が前提だ）、時間の面でもそうである。日本の診療はアメリカ未満、ケニア以上（場所によってはどっこいどっこい）の薄利多売状態にある。

夕方四時になり、本日は閉店である。九十一人の患者を診た。生まれて初めて一日でこんなにたくさんの患者を診た（健診を除く）。日本だとこのくらいの患者をこなすことは珍しくもないだろうが、僕はこのような診療パターンに慣れていない。いやいや、本当に勉強になった。途中で日本の公使の方が視察に来られたが、通り一遍の対応しかできなかった。申し訳ございませんね。こちらは猫の手も借りたいくらい忙しいので無礼はお許しくださいませ。

もっとも、こんなに危なっかしい外来はここケニア以外ではごめんである。ここにはフォローアップもなく、医療訴訟もない。

病歴と身体診察で八割の病気が当たるとしても、その病歴も診察も雑であれば（雑でした）、せいぜいよくて六割だろうか。残りの四割は誤診である。あるいは誤診でなくても「結核かもしれんけど、治療しようがないから肺炎としての治療だけやっとこ」、「二次性高血圧で、いろいろワークアップしたいけど、そもそも降圧薬すらないし」、「慢性的な症状はすべて聞き流そう。どうせ七日分しか薬出せないし」的な診療になる。こういう言葉はあまり使いたくないのだが、「仕方ない」のである。とはいえ、僕らがいなければ、医療はゼロである。サブスタンダードな医療でも、ゼロよりはましと考えるべきだろうか……。

例えば、処方される副作用のリスクは考慮されない。副作用が起きてもどうしようもない。それが倫理的に妥当なのかどうかは微妙である。途上国で行われる臨床試験でも、先進国並みの検査やフォローができていないことがときどき批判の対象となる。しかし、先進国の目線でここの診療を語るのはあまりに文脈を読めていないとも言える。そもそも、ナイロビのスラムでたくさん風邪の患者を診ても、それが何だと言われると僕にもよくわからない。世界にたくさんの悲惨があるとき、局地的にゲリラ的に診療行為をやって「だから何だ」と言われても僕には返す言葉がない。石川雅之の『純潔のマリア』だったかな……主人公の人助けを、「大局的に」世界を睥睨《へいげい》する天使が難じている。おまえがそんなに自己満足的に善行を施しても、世界は何も変わらない、というわけだ。世界が変わるかどうかは、僕にはわからない。僕の視線はもっとミニマルで、月から世界を、ケニアを、スラムを睥睨すれば「診療なんてしても無駄」という話になろう。しかし、人の熱意や努力が世界を動かすことはほとんどないのではあるが、世界が動いたとき、そこでは必ず多くの人の熱意や努力や魂が注がれているのも、また事実なのである。古来、ニヒルな評論活動、外野からの冷たい視線が世界を変えた試しはない。ヘミングウェイではないが、「批評家」は沈黙するのに限るのである。

くたくたになって皆がワゴンに乗る。疲れた。でも、これから買い出しだ。市に出て、ワゴンをもって買い物をする。都会のスーパーだからほとんど何でも手に入る。ほかの国でもそうだが、日本の清涼飲料水とかも売っている。今日は肉じゃがと春雨とすでに学生諸君たちにメニューは決められていて、僕にはすることがない。後をついていくだけである。スクラブを来たままのアジア人がスーパーをうろうろして、さぞ珍しかったことだろう。若い人はすでに体力が回復している。

鍼灸師の大島先生に首に何本か鍼を打ってもらい（役得！）、ビールを飲みながらのんびり過ごす。大島先生は、鍼もリピーターになってやり過ぎるとだんだん効かなくなる、という話をされる。僕は自らの所行の限界を率直に語ることのできる人を信用する傾向にあるので、このような話を「なんだ、鍼って効かないこともあるのか」

と否定的には受け止めない。むしろこのようなハンブルなコメントには好感を持つ。自らの所行のオールマイティー性を謳い、何でもかんでも俺のやり方なら大丈夫、という所行は、それが何であれ信用に値しない。

台所は若手で一杯なので手の出しようがない。どうせこちらは高齢者扱いである。それに昨夜は寝不足で、さすがに体力的には限界に近い。なるほど、やはり高齢者だ。

夕食の肉じゃが、春雨、ご飯、オニオンスープ（インスタント）はワインやビールとともに供された。日本人が作り、インド人のシブ、ペルー人のエマ、アメリカ人のレイモンドもディナーに加わる。シブは豚肉はダメなので別料理のチキンソテーである。稲田先生に長い長いエイズとの闘いの話を聞く。

八〇年代に赤血球の免疫について研究されていた稲田先生は当時不治の病であったエイズにニューヨーク市で遭遇する。赤血球の免疫の回復に着目した稲田先生は四十人ばかりのエイズ患者に交換輸血を試みる。当時「退院できない」と言われた重症エイズ患者は症状の改善をみて「退院できる」ようになった。しかし、これがエイズの完治をもたらすわけもなく、結局患者は全員鬼籍に入ってしまう。エイズ診療が根本的に大転換し、「死なない病気」になるのは一九九〇年代も後半に入ってからのことだ。

このときの無念な思いが今の稲田先生を突き動かしているのだという。それは当時エイズにかかわったほとんどすべての医療者にシンクロする思いであろう。僕がエイズにかかわりだしたのが一九九一年、診療に関与しだしたのが一九九八年だが、九八年のニューヨークにはまだエイズ病棟があり、たくさんの人が入院していた。非結核性抗酸菌感染やクリプトスポリジウム症、重症のニューモシスチス肺炎などでたくさんの方が亡くなったものだ。それが劇的に転換し、ほんの数年で多くのエイズ病棟は閉鎖されていく。入院で診る重症の病気から、外来で診る死なない病気に変遷したためだ。

当時不治の病であったエイズについてはたくさんの社会的な問題が渦巻いていた。血液製剤の問題、同性愛の問題、セックスの問題、薬物注射の問題。そんな中、治らないエイズを何とか治る病気にしようと尽力した研究者に対する心ないバッシングがあったことも覚えている。「患者をモルモットのように実験台にしている」などと非難して、トマトを投げつけられた研究者もいたものだ。しかし、このときの地道な努力が今のエイズ診療の礎になっている。地道な努力の積み重ねが今の自分たちの診療の土台となっている。このことに対して僕ら診療者はとても自覚的であるべきだ。

ともすると日本の臨床家は（基礎医学主体の日本の大学の構造に対するルサンチマンもあって）基礎医学者を「軽く見る」きらいがないわけではない。「あいつは患者を診ないから」と揶揄する臨床医はとても多い。僕はそれをとても不見識なことだと思っている。

長年にわたる基礎医学重視のリバウンドが現在日本では起きている。論文を出すことが、インパクトファクターをカウントすることが医学部で出世する唯一のコースであった不自然でゆがんだ事情。これが変遷し、臨床をしっかりやりたいという研修医が増え、大学病院に残らないという選択肢ができ、博士号を取らないという選択肢もできた。しかし、それは基礎医学を軽んじたりバッシングしてよいという根拠にはならない。長期の独房暮らしを経験し、なおも白人の権利や名誉を守ろうとしたネルソン・マンデラの精神に僕らは大いに学ぶ必要がある。基礎医学が滅ぶとき、それは臨床医学も滅ぶことを意味していることを僕らはよく自覚する必要がある。もちろん、このようなゆがみが生じた背景には「不見識な」基礎医学者がコミットしていたことも間違いないのだが。マウスの基礎実験の結果を安易に患者の臨床に転用する医師はいまだに絶えない。臨床の訓練を受けずに「適当に」、「思いつきで」治療戦略を立てる大学の教授も絶えない。クリニシャン・サイエンティストという言葉の意味をはき違えている人も残念ながら多い。そもそも、プロのクリニシャンになるのも大変なことであるし、プロのサイエンティストになるのも大変なのだ。政治家やりながら金メダル目指すようなものである。両方どちらも、というのはよほどの天才かつ努力家でないとできることではない。僕があこがれるポール・ファーマーなど(名著『国境を越えた医師―Mountains Beyond Mountains』トレーシー・ギター著、竹迫仁子訳、小学館プロダクション参照)はそれを両立する希有な例外であるが、もちろん余人にまねできることではない。マイケル・ジョーダンのような天才ですら、ベースボールでは通用しなかったのだ。自称(他称)クリニシャン・サイエンティストのほとんどは、どちらかが、あるいはその両方が「なんちゃって」にならざるを得ない。僕なんか典型的な「すべてにおいてなんちゃって」なクリニシャンもどき、サイエンティストまがい。

知ることとは、己の知るところと知らないところの線引きがきちんとできることであるというのが、ソクラテス以来の知の構造だ。知識の量がいかに膨大でも自分の知らない世界を「知らない」と言えないかぎり、その知は意味を持たない。自分が知らない領域については「俺はここについては無知なので、知っている人に任せるよ」と素直に言える勇気を必要とする。しかし、自分の知らない領域に平気で口出しする不見識な医学者はいまだ多い。

僕はインフルエンザ対策をしていたころ、ある医学者に「医師の免許さえあれば誰でもインフルエンザ対策くらいできるでしょ」という意味のことを言われ、嘆息したことがある。知らないということに対してこれくらい無自覚なコメントを平気で発する人物はその専門性の高さいかんにかかわらず、知性に重大な欠陥を持つ。このような真の知についての理解の欠如と、その傲慢さが日本の大学を澱んだ場所に今なおとどめている。

日本では今なおエンジンの作り手がF1レーサーになったり、レーサーが思いつきでエンジンを作ってみたりする「なんちゃって」な状態が遍在している。専門性とか知識の地平線に対する理解に乏しいからだ。このことは、必ずしも悪いことばかりとは言えない。アメリカのように完全に分業主義で専門が分化されてしまうのも、これはこれで問題である。アメリカでジェネラリストが（これは医学の領域にとどまらない）活躍しにくいのは、専門性に対する過度の信頼があるためだと思う。それは医療者の中での信頼であり、科学者の中での信頼であり、そして患者である国民の信頼でもある。日本のようなファジーな国では血液内科医が気管支鏡をやったり、心臓内科医が腹部超音波を平気で行ったり、逆に消化器内科医が心臓のエコーを行うことは珍しいことではない。アメリカでは絶対にあり得ないことだ。そういう日本のファジーさを僕は好意的に感じているし、日本こそ真のジェネラリストが活躍するにふさわしい土壌だとすら信じている。しかし、このぼんやりとした境界線、「自分が知っているんだか知らないんだかよくわからないファジーな線」がどこにあるのか、僕らはよく自覚しておくべきだ。僕は糖尿病患者を診、あまつさえ治療すらするが、糖尿病についてほとんど何も知らない。糖尿病という名前の周辺にあるすべての知的なコンテンツを集めた世界のうち、おそらくほんのかけらほどの知識や理解しかない。高血圧についても、うつ病についても、頭痛についても、同様である。感染症についても同様で、生涯をコレラ菌にかけた研究者に比べ、僕が知っているコレラなどほんのわずかなものにすぎない。空間的にも、時間（歴史）的にもそうである。臨床感染症家は、感染症の広大なワールドのかけらしか知らない実践家なのである。

そういう世界のかけらしか知らない男が不遜にも患者を診療し、治療しているのである。そのことそのものがいけないのではない。その不理解を十分に理解しながら謙虚に毎日の歩みを続けていくことこそが大事なのである。

夕食後の食器を洗い（これはさすがに参加した。ここでは洗い物ばかりやっている）、眠くなって、陳腐な表現ではあるが本当に泥のようになって寝た。こっちに来てから泥のようになって泥のように寝てばかりだ。

2010年9月24日

スラムでの診療は最終日である。今日は三時三十分に起床。本当に一日一時間で時差ぼけを回復している。早朝のスカイプは、幸い入りがよい。アフリカ大陸にいて無料で日本とテレビ電話できるのだから、本当に便利な世の中である。電話代が高くて電話をすることすらはばかられた一九九一年のイギリス留学時代は隔世の感である。あのころはインターネットがなく、電子メールがなく、ファックスすら日常的ではなかった。日本とのやりとりは手紙であり、その手紙もいい加減なイギリスのポストオフィスはよくなくしてしまい、失った手紙をチェックするために番号をつけなくてはいけなかった。「さっきの手紙のご用事なあに」、と本当にやっていたのである。

六時半ごろになって、今日は朝食作りを手伝う。昨日は遅くまで宴会をやってたようで、全体の始動は遅め。いつも作ってもらってばかりで悪いので、残ったご飯を使ってピラフもどきを作る。バターをたっぷり使ってニンニクとタマネギを時間をかけてゆっくり炒める。サラダ油がないので、バターしか炒め物に使えないのだ。残ったご飯を加え、硬くなったご飯を切り裂くように混ぜていき、オニオンスープの粉末を少しかけて、最後にといた卵を絡めてできあがり。これに味噌汁、炒めたチキンソーセージと梅干しで朝食である。僕は残り物を使って料理を作るのが得意である（と誰も認めてくれないので、自負しているだけだが）。料理の本を読んで材料を揃えるというより、冷蔵庫をかき回してあり合わせのものでレシピをひねり出す。レヴィ＝ストロース的には、料理的な「ブリコロール」が得意なのである。もっとも、最近はネットで食材を入力すれば勝手に何らかのレシピが出てくるのだが。

昨日と同じようにトムの運転するワゴンで診療所に移動。いやいや、本日もずらっと並んでたくさんの患者。こりゃ大変だ。今日もなんちゃって小児科医として子供を診る。

とにかく風邪、頭白癬、「ミニュー」（寄生虫）が多い。人生でこんなにメベンダゾール（蟯虫症や回虫症に用いる抗寄生虫薬）を用いたのは初めてだ。日本であれば数カ月に一度大学病院の外来に相談が来て、「どれどれ、投与量はどうだったっけ」と教科書を開きながら治療していた寄生虫感染症だが、こちらでは立派なコモンディジーズである。ときどき結核っぽい患者や肺炎などが混じっている。一般小児科外来は基本的にワンパターンな定型的な診療が多いが、その中でいかに「爆弾」を見逃さないかが大事なんだなあ、と思いながら診療をする。もっとも、実際には見逃しているかもしれないけど。日本で「なんちゃって」小児科当直をしていたときは「やばいかな？　どうかな？」と迷ったときは翌日の小児科外来に回し、フォローしてもらっていた。このフォローがないのは実に痛い。でも仕方がない。

寄生虫感染症を減らすのに農薬は一定の役割を演じている。「農薬を使っている」ことそのものを絶対悪にすると、人間の健康は危機にさらされる。「無農薬」＝よい食べ物というのはナイーブで観念的な空想論にすぎない。他方、ケニアでは農薬の乱用が野生動物の健康に危機をもたらしている。ケニア在住の獣医、滝田明日香さんによれば、ケニアでも農薬の害が甚大だという。「フューダラン」と呼ばれるカーバメイト系殺虫剤を含んだ草を食べて大量のカバやライオンが死んでいる。フューダランを輸出するのはアメリカ、インド、中国である。しかも、当のアメリカでは二〇〇七年にフューダランの使用を禁止しているのである。

アメリカは、ＨＩＶ感染の危険のある血液製剤の使用を禁止した後も、日本に自国で禁止している血液製剤を輸出し続けた。税金を上げてアメリカでのタバコ消費量は激減したが、アメリカのタバコ会社は途上国を中心に大量のタバコを販売し、そして収益を得ている。自国の国民に対してできないようなことを、平気で他国民に対して行っているのである。これを偽善と呼ばずして、何と呼ぶべきなのだろうか。もう七年も前になるが、このことを考えたことがある。当時の文章をここに再掲したい。

**米国の薬害エイズ**

私がまだ学生だった一九九〇年代前半。日本は薬害エイズ問題で揺れていた。HIVの混入している非加熱血液製剤が血友病患者に投与されたため、多くの方がHIV感染の災禍に苦しみ、その多くが亡くなるに至った。当時の血液学専門医たち、厚生省（当時）の担当者、そして輸入元の製薬会社は、事前に米国から輸入される血液製剤のリスクを察知することができたのではないか、と轟々たる非難を浴びた。

一九八三年当時、米国疾病管理センター（CDC）は、血友病患者らが使用する血液製剤にエイズの病原体が混入している可能性が高い、と警告を発していた。同年、米国食品薬品局（FDA）もハイリスクといわれているグループからの採血中止を勧告し、濃縮製剤の加熱を製薬メーカーに指示、さらに市場に出ている非加熱製剤の回収を推進した。「それに比べて」日本では米国からの非加熱製剤を輸入し続け、医師たちは血友病患者に危険な血液製剤を投与し続けたのである。そのため、たくさんの患者がエイズのために命を失った。

先にあげた例は決して間違いではない。ＣＤＣもＦＤＡも当時必死でＨＩＶ感染と取り組んでおり、「警告」を発したり、「勧告」を出したりしていた。

ただ、日本においてそれが紹介されるとき、あまり語られることがなかったのは、「それで実際に米国ではどうだったの？」という点である。

実際には、米国の血液製剤メーカーはＣＤＣやＦＤＡの勧告や警告にもかかわらず、非加熱製剤を使い続けていた。一九八三年当時、リスクの高い患者に対し、Ｂ型肝炎のテストを使ってＨＩＶ感染のスクリーニングをするようＣＤＣは勧告しているが（当時ＨＩＶそのもののテストは実用化されていなかった）、勧告に従ったメーカーはなんとたった一社だけであった。ミドリ十字の子会社であったアルファ社はＦＤＡの勧告を無視してエイズ患者の多かったカリフォルニアで、そして刑務所の受刑者からの採血を続けていた。こうして、当時ハイリスクといわれた同性愛者や静脈注射による麻薬中毒患者から採血された血液で、大量の非加熱製剤が作られるに至った。市場に出回った、「危険だ」と思われた非加熱製剤も回収したりしなかった。後に、はじめて重い腰を上げた製薬会社はやっと非加熱製剤を回収し始めた。しかし、そのときも国内の製剤は回収したのに、日本のそれは回収していなかった。日本の厚生省にＨＩＶ感染の危険を警告したトラベノール社（当時）のような会社もあったが、メーカーの中にはＣＤＣの勧告を無視して危険な非加熱製剤を製造していたことを隠蔽し、日本の厚生省にも報告せず輸出し続けた会社もあった。彼らは、十分に非加熱製剤のリスクを知り、政府機関からも勧告を受けていたにもかかわらず、商売を優先させて患者の安全を守る義務を怠ったのである。米国での批判が高まると、市場でだぶついた非加熱製剤を知識のないナイーブな外国にたらい回している。日本は、そうやって輸出され続けた血液製剤の被害を受けていたのである。

当時、米国の血液製剤メーカーは「非A非B」と呼ばれていたC型肝炎の患者が年間二十〜四十万人も出ており（一九八九年）、患者からの訴訟が事業に重大な損害を与えることが予想されたため、「血液事業保護法」という法律によって血液製剤を介した感染症に関して、訴訟を免責されていた。米国医療行為を決定する大きなファクター、訴訟を免れたことで、メーカーは大手を振って利益追従の行為に出ることができたのである。CDCの勧告には拘束力はない。FDAも「禁止命令」を出さないうちは、警告は強制できない。

そんななか、提供された非加熱血液製剤を実際に処方していたのは現場の医師たちである。彼らにも、CDCやFDAの勧告や警告を読む機会は十分にあったにもかかわらず、加熱製剤を入手するルートがあったにもかかわらず、米国の医師たちは提供されるままに非加熱製剤を使い続けた。一九八五年三月に血液事業へのHIVテストが義務付けられるまでに、米国でHIVに感染した血友病患者は一万人と言われている（日本では約五千人いた血友病患者中、千五百人余りが感染したと言われている）。しかも、その後行われたメーカー、医療機関への訴訟では、「一九八五年三月二日以前のHIV感染に対しては賠償責任はない」という決定を行っている。CDCやFDAが警告、勧告をしてから二年余りが経過しており、加熱製剤もすでに実用化されていたにもかかわらず、である。米国法曹界はむしろ医療産業を守る、という政治的な判断を行ったのである。

一方、日本においては、薬害エイズの民事訴訟がメディアを騒がした。原告弁護団は海外の情報を積極的に利用し、訴訟を有利に運ぼうとした。そこで、米国でCDCやFDAの勧告、警告があったこと、一部の加熱製剤が日本の承認より二年四カ月早かったことを過大に評価し、「米国ではこんなに迅速に対応していたのに……」というレトリックを利用したのである。今でも「日本の感染症対策はお粗末である」と論ずる専門家の中にはこのレトリックを信じている人が多い。

私は、「CDCやFDAが一九八三年当時にすでに血液製剤によるHIV感染を警告していたのだから、日本の担当者が速やかに対応すべきであった」という意見に異を唱えているのではない。米国（の現場）がきちんとその間対応していなかった、という事実は日本がすべきであった対応とは何の関係もない話である。薬害エイズ民事訴訟での勝利（あるいは有利な条件での和解）のため、米国での情報を有利に利用した弁護側を責めるつもりもない。当時としてはやむをえない判断であっただろう。しかし、薬害エイズの狂騒がなくなり、よくもわるくも世間の耳目を集めなくなった現在、このような誤解は正されるべきである。

## 理想と現実のギャップ

米国の医療の実態は、○○という機関が何を勧告したか（ガイドライン）、本にどんなことが書いてあるか、どんなシステムや法律が整備されているかを調べただけではわからない。実際にその結果何が起きたか、現実を見ることが肝心なのだ。

薬害エイズに見られるように、利益を追求する非倫理的な態度は米国の医療界でしばしば見られる。米国内で使用するものに対して批判が高まると、情報の少ない外国にこれを転売しようとする。外国が拒めば国力を利用していやでも言うことを聞かせる。そこには、正しい行為を正しく行う、という正義感がまったく欠けており、自分の都合で黒も白と言いくるめ、単に強い者たちの都合で物事を進めていくパワーゲームに堕している現実がある。パワーゲームには常に大義名分がついて回り、そのため、「スポークスマンの会見」を聞いているだけでは、あたかも理念と理想に基づいてすべての行動が決定されているような錯覚を受けるのである。米国医療を見るとき、この錯覚に陥ってはならない。

## タバコ産業とタバコ対策のギャップ

理念と現実のギャップのために、日本がよく誤解する健康問題にタバコがある。

二〇〇三年三月三十一日の夜、ニューヨーク市は前代未聞のタバコ対策に出た。レストランやバーも含め、ほとんどの公共の場での喫煙を完全に禁止したのである。すでにタバコの値段は税金で跳ね上がり、一箱五ドル以上もしている。多くの肺癌患者がタバコ会社を訴えており、金銭的にも社会的なイメージにおいてもタバコ会社は大打撃を受けた。米国では成人の喫煙率は徐々に減りつつあり、タバコ対策の先進国、優等生として日本では知られている。

一方、日本では総喫煙者は減少傾向にあるが、医療従事者の喫煙が多いなどまだまだ対策は遅れている。そこで、「米国ではこんなにタバコ対策が進んでいるのに、それに引き換え日本では……」と医療関係者の間で、例のレトリックが展開される。

ところが、ここで素朴な疑問が生じてくる。

米国の大手タバコ会社はこれだけの逆風を受けながら、米国でも最大の優良企業として株主の信用も高い。こんなにタバコ規制が進んでいるのに、どうして米国のタバコ産業はこんなに利益を維持することができるのだろう。

それは、国内での売上不振を海外での販売で補填しているからである。

世界のタバコ産業は大部分を米国と英国が席巻している。世界に出回っているタバコの九十五パーセントはたった六つの会社によって提供されており、そのトップ三社はＢＡＴ(British American Tobacco)、Philip Morris（後にAltriaと改名）、RJ Reynoldsである（一九九一年時点）。ＢＡＴは英国の、残りの二社は米国が主体の企業である。

先進国ではタバコの健康に与える悪影響が明らかになってきたため、年々その売り上げは下降線をたどっていた。したがって、これら巨大タバコ産業は別のマーケットに目を向けざるを得なかった。

そのマーケットとは、情報の少ない途上国、特にアジアと東ヨーロッパであった。

タバコ産業が独自のマーケットを広げようと海外に進出する……それだけなら市場主義経済社会では特に珍しいことではない（正当な行為かどうかは、別にして）。しかし、市場主義経済の社会のほとんどがそうであるように、だんだんこの業界も「正義」を抜きにした「何でもあり」が横行するようになってきた。タバコ産業は政府に強烈なロビー活動を仕掛け、外国に圧力をかけるように仕向けたのである。

一九八〇年代後半、米国政府は日本、台湾、韓国、そしてタイの各国にタバコ輸入規制を取り除くよう圧力をかけた。さもなくば、経済制裁を加える、という脅しまでついていた。当時日本と米国は経済摩擦が悪化しており、米国は、輸出される日本製品に高い関税をかける、と脅したのだ。

当時の首相であった中曽根康弘には、日本のタバコ市場には米国製のタバコが二パーセントしか占められていないのはけしからん、という強い米国政府からの抗議が寄せられている。強烈な圧力に屈し、日本は米国製タバコの輸入規制を緩和せざるを得なかった。たった二パーセントだった米国タバコのシェアはその後数年でなんと十倍の二十パーセントにまで跳ね上がった。

このように、米国は産業界と政府が一体となって諸外国にタバコを輸出しまくったのである。自国ではタバコの消費量をじりじり減らし、タバコ対策の先進国であるかのような顔をしながら、である。

日本などはまだましなほうで、現在ミャンマーなどのアジアの途上国に行くと、貧しいはずの民衆がみんなで寄ってたかってマルボロを吸っている。観光案内などを頼むと、チップにタバコをせがまれる。ほかに娯楽のないこういう国では、国民が総出で米国タバコに夢中になっている。

例えば、タイでは当時国内の喫煙率を下げようと政府をあげて努力をしていたところであった（思えばエイズ対策でもタイ政府は途上国で抜群の感染防御を達成した国である）。それを米国は「アンフェアだ」という「そちら側の論理」を振りかざし、ＧＡＴＴ（General Agreement on Tariffs and Trade、現在のＷＴＯ、World Trade Organization）に提訴し、無理やりタイでのマーケットを拡大してしまった。強国の強引な論理にタイ政府はなす術もなく、その後国内でのタバコ抑制策は難航を極めた。

アルトリア、とグループ名を変えたフィリップ・モリスは二〇〇一年から二〇〇二年にかけて、国内のタバコ販売による純益を約百九十九億ドルから約百八十九億ドルへと減じている（それでもこれだけ儲けている！）。その一方、外国でのタバコ販売では二百六十五億ドルから二百八十七億ドルと、一年間で二十億ドル以上も収入を増やしているのだ。ＣＤＣのホームページには世界各国の喫煙状況と喫煙対策の実態が大変詳しく解説されている。しかし、このような米国の及ぼした各国の喫煙への影響については黙して語ることなく、米国人の大多数はこのような実態を知らない。

健康問題において、米国はタバコ対策の先進国といわれる。日本はおろか、その対策は欧州各国よりもはるかに進んでいる。しかし、その一方で米国政府は市場を優先する企業が外国に「自国ではとても勧められないような健康に害を与えるもの」を平気で輸出するのを黙認するどころか、それを助長すらしている。現在米国は世界最大のタバコ輸出国である。しかし、このような現実から目をそむける医療従事者は、日本にも米国にも意外なほど多い。

血液製剤やタバコ、といった巨大産業だけでなく、米国の医療現場はこのような理念、理想と現実のギャップに満ちている。「正義のようなもの」ばかりが横行し、本当の正義が見えにくい。『Pathologies of Power』を書いたハーバード大学のファーマー教授は、このような医療倫理の欺瞞を糾弾しているが、彼のように米国医療界の本質的な問題点、「正義の欠如」

を問題にする声は、国内ではあまりにも小さい。米国の医学が日々進歩を続けているにもかかわらず、この国の医療になぜか閉塞感が充満しているのは、表向きの綺麗事と現実のギャップが激しく、そこに正義の存在が感じられないからにほかならない。

翻って、日本の側から米国医療の実態を見る場合はどうだろう。このような二重構造に気がつかない場合、豪華なシステムの整備と分厚いマニュアル、ガイドラインに圧倒され、それを真実の姿と見誤ってしまう場合も多いだろう。しかし、このような事実に意識、無意識下に「気がつきたくない」というケースも多いのではないだろうか。米国医療に憧れて米国の地を踏んだ「経験者」ほどこのジレンマに陥りやすい。

もともと、米国民は正義、献身、他者への愛というものを大事にしてきた、それをよりどころにして発展してきた国である。アラモの砦での、自己犠牲の精神を美しいと思う国民でもある。今でもカトリックの救済病院や、同性愛者主体で構成されるＨＩＶクリニックなどでこのような献身的な医療をみることができる。米国にも心ある医療者はたくさんおり、彼らは米国医療の現状に大きな危惧を抱いている。彼らの、現場の声に日本の関係者はもっと耳を傾けるべきだ。草の根で米国医療の「本当の」質を高めんと日々努力している彼らに敬意を表しつつ、この連載の結びとしたい。

——ばんぶぅ（日本医療企画）二〇〇三年四～六月号連載分を改変転載

追記。このときの「ファーマー教授」が後に敬愛するポール・ファーマー教授であることを知った。偶然の出会いってすごいです。

## 日本の外来診療に思いを馳せる

相変わらずの「流す」医療で午前中で五十人以上の患者を診る。でも、だんだん慣れてきてこの体制の外来に違和感がなくなってくる。フォローさえしっかりしていればこのやり方でも結構うまくいくな。特に患者がやたら多いときはそうだな、と悟る。

そうか、日本の伝統的な三時間待ち三分診療はこのような構造的利点を持っていたのか、と納得する。あれは大量の患者を「さばく」ときに一番効率がよいやり方なのである。なにしろ小児科外来に来る患者のほとんどは「ほおっておいても治る」患者であり、ほとんどサービスのように風邪薬とか出しているのである。ここにエネルギーや時間を使っていると、とてもこれだけの量の患者はさばけない。

医療保険やシステムで制限をかけ、半日十人くらいの患者を診ればよいアメリカのエマのプラクティスならば、これは違う。病歴を丁寧に取り、システムレビューをし、検査をし、親によくよく説明をする。そのラグジュアリーがなくなった場合はアメリカで診療をするエマもそんな定型性をかなぐり捨ててひたすら「流す」外来にシフトする。「正しい」外来診療のやり方なんてないのである。あるのは与えられた環境に、そしてその文脈に合致した「妥当な医療」だけだ。

僕もアメリカ医療に「かぶれていた」ころには、日本のさばく外来のやり方に違和感や反感を覚えていた時期がある。が、自分は当時なんと了見の狭いことを考えていたのだろうと恥じ入る。もちろん、こんな難民キャンプ的な外来診療を日本のような先進国で強いられていること自体が大いに問題なのであって、日本の外来のやり方がよい、と考えているわけではない。しかし、そのような粗悪なシステムの元で最も妥当な戦略が「さばく」外来だったというだけだ。セッティングによって見事なまでに診療のやり方を激変させているエマを見ていると特にそう思う。

それはもちろん、彼女がペルー出身でペルーでの診療経験を持つから可能なことなのかもしれない。忙しいときは彼女は大人の患者も診ていた。アメリカでは小児科医が大人を診ることなど極めて異例なことだし、その逆（内科医が小児を診る）も同様だ。医療訴訟が日常的なアメリカでは分業はしっかりしておく必要がある。病棟で患者が急変しても内科医が気管内挿管することはまずありえない。必ず麻酔科医を呼んでやる。研修医のとき、うっかり挿管してえらく文句を言われたことがある。このような完璧な分業主義はもちろんリスクマネジメント上一定の役割を持っているが、それ以上に文句を言われないためのエクスキュース的な意味合いがより強いと僕は思う。そして、ケニアのような、あるいは日本のようなリソースプアな医療環境ではまったく機能しないシステムでもある。

たくさん診ている「ウイルス感染症」、「風邪」の中でも「体中痛い」と訴えている患者が多い。もしかしたらデングやリフト・バレー熱やチクングニヤやオニョンオニョン熱も混じっているかもしれないが、確認しようがない。長崎大学の有吉紅也先生がベトナムにおける呼吸器感染症の病原体を精力的に調査しているが、ケニアでも同じことをやったら、コモンディジーズの病原体を詳細に調査したらとても面白い知見が得られるだろう。

小児科外来は定型的なので、しゃべる台詞も同じである。「症状は?」、「咳」。「ほかには?」、「鼻水」。「いつから?」、「三日前」。「熱は?」、「ある」……通訳の人に教えてもらって、基本的なスワヒリ語を学び始める。昨日は久しぶりの小児科外来で慣れていなかったこともあって非常にストレスフルであったが、今日は慣れてきたのでちょっと前進してみよう。

「ホマ」が鼻水、「アナホマ」が熱、「コホエ」が咳。この後、僕は毎回毎回「マジミンギ」、「マジミンギ」と親にしゃべるようになる。スワヒリ語で「水をたくさん(飲め)」という意味だ。「ジャンボ」がこんにちは。「クワヘリ」がさようなら(クワが減るのでさようなら)。「ウンジャリ」は「Do not worry」でこれも不定愁訴の患者さんに連呼する。「ンディヨ」がイエス、「ハパナ」がノー。「アサンテ」がありがとう。「ポレ」がごめんなさい。「ポレポレ」と繰り返すとなぜか「ゆっくり、ゆっくり」となる。ケニアではことあるごとにこの「ポレポレ」が使われる。タイにおける「マイペンライ」みたいなものか。

うちの母親は、「外国語なんてありがとうとごめんなさいが言えれば、それでいいのよ」と断言して、それで何カ国も旅行して一度も困ったことがない（多分周囲はとても困っていると思うが）人だが、確かにアサンテとポレを連発すれば、外来は回る。待たせちゃってポレ。

スワヒリ語は発音が日本人にはなじみやすく、好感の持てる言語である。日本では「ジャンボ（こんにちは）」が有名であろうか。黒田龍之助さんの『世界の言語入門』（講談社）によると、スワヒリ語はバントゥー諸語を話す人たちが暮らしていた東アフリカにアラビアから商船がやってきて、その結果アラビア語の影響を受けて形成された言葉なのだそうだ。混成言語（クレオール）である。ところで、言語フェチ岩田がファンである言語学者・黒田龍之助さんをこちらに住んでいる東京外国語大の学生なおさん（後出）は、個人的によくご存じとのことであった。世界は狭いぜ。

このスワヒリ語は日本人には評判がよく、言葉談義によくなった。逆に岩手医大の学生さんなどからみるとフランス語などは「きたない」言葉なのだという。フランス語、中国語、ロシア語を世界三大美しい語（プラス、イタリア語くらいか）と信じていた僕としてはびっくりである。これくらい、言葉の「美しさ」は感じ方によって異なる。そういえば、黒田さんも「美しい言語とか美しくない言語なんてない、好きな、嫌いなそれがあるだけだ」とおっしゃっていた。ちなみに、日本語が論理的でないとか（主語がないので）主体的な言語でないとか、そんな古いことを言っている人はもうさすがにいませんよね（そんなら、スペイン人も非主体的な人たちということになってしまいます）。

疥癬も多い。安息香酸ベンジルを渡して治療する。安息香酸ベンジルはアメリカでは使っておらず、UpToDateにもちょろっと記載があるだけである。アメリカではペルメトリンクリームかイベルメクチン、古いところではリンデンを使うことが多いのだ。経験値に乏しいのでエマにだいじょぶかいな、と尋ねると、「大丈夫、大丈夫」との答えであった。後で調べたらイギリスとかでは結構使っているらしい。本当、勉強になるわ。

ポツポツ体に皮疹があって、体中かゆければとりあえず疥癬である。指の間にトンネルを見つけることはほとんどない。赤痢アメーバとかもけっこう見切り発車で症状だけで治療しているが、光学顕微鏡が一つあればずいぶんこの外来は面白くなるだろう。

お昼の休憩。昼は炊き出しで、こちらのさらりとした米に何かをかけた料理が多い。ケニアは肉食文化で牛肉をよく食べるが、脂身のない硬い、(政治的に正しく表現すれば)とても健康によさそうな、繊維質豊富な、歯も丈夫になりそうな肉である。霜降り肉文化の日本人にはおおむね評判が悪い。僕は美味しいものが好きだが、同時に悪食でもあってあまり食べ物で苦労したことがない。どの国に行っても「これは食えない」と苦痛に感じたことがない。基本的に食べ物に頓着しないからだろう。一人でいると何か美味しいものを食べてやろうという意欲が全然湧かない。料理もほかの人に食べていただかないかぎり、まじめにやったことがない。僕にとっての料理とは、あくまで人に食べていただくための料理である。

この食事を作ってくれるのもボランティアの人だが、この食事そのものがボランティアに対する報酬でもある。ボランティア自身がスラムの住人である。その割に（という考え方はいけないかもしれないが）とても英語が上手で知性も高い。それでも急にいなくなってしまったり、仕事をさぼっていたり、人に仕事を押しつけたりする人もいるという。食事だけが目当てで来ている人もいるらしい。一方で精力的に通訳してくれる人もいる。僕についていたのはアーシャという女性とムサという男性であった。ケニア人は背が高くてすらりとした人が多い（本当は民族によって違うみたいで、マサイ族はこう、キクユ族はこう、といった区別はあるみたいなんだけど、僕にはその辺の「別化性能」がまだないので、わからない）。デビッドは検査技師で非常にインテリジェンスが高い。英語もさることながら、しゃべる内容に含蓄がある。ウガンダで臨床検査学を学んだそうだ。

薬局では岩手医大四年生の後藤さんと、学生のなおさんが薬を詰めている。後藤さんはイギリス在住経験もあり英語は堪能、なおさんのほうは東京外国語大学でカンボジア語を専攻するという語学のエキスパートだが、なぜかスワヒリ語がペラペラである。かっこいい。今の若い奴らはダメだとかくさすやつはいるけど（千年以上前からいるけど）、彼らを見ていると、僕は全然悲観しない。実にしなやかに生きている。スワヒリ語なんてしゃべれて何の役に立つの？　なんて考えてはいけない。二次的余得を打算した瞬間、学問は死んでしまうものだ。日本には若い人にも年取った人にもいろいろな人がいるから一般化はしづらいが（＝類化性能を過度に使ってはいけないが）、僕が知性のうえでも品格のうえでも見識のうえでもビジョンのうえでもがっかりさせられることが多いのは、年下の学生たちより、むしろ年上の連中であることが多い。誰かとは言えないけどね。まあ、今の自分の所属によるバイアスがかかっている可能性は高いんだけど。

それでふと思い出したのは滝田明日香さんである。村上龍さんの主催するメールマガジン「ＪＭＭ」に連載しているマサイマラの獣医である。彼女も僕からみると年下だ。一九七五年生まれである。すごいなあ。

ケニアに入るに至り、彼女のエッセイを読んでいたのだがとても面白かった。本当、獣医さんってすごい仕事ですね。

「新型インフルエンザ」（すでに旧聞に属しているからカッコ付けである）や口蹄疫以来、あれやこれやの場所で獣医の先生と対話することが多い。本当に面白い世界だと思う。獣医ってスーパージェネラリストだよな、しかし。内科、小児科、産婦人科、外科など非常に広範な領域を多数の動物を対象に診療する。相手が動物だからといってお気軽な診療というわけにはいかない。滝田さんもペットの去勢をした後麻酔が覚めず、飼い主が来るまで冷や汗をかいた経験をエッセイにつづっている。

動物のお医者さんと人間の医者は全然異なる世界観、コンセプトで成り立っている。だいたい、動物ってしゃべらないから病歴は聞けない。感染症が流行すると殺して埋めるという対応を取ることが多いが、もちろん人間にそのような対応オプションは示されることはない。僕は北京の診療所時代、生涯ただ一度の「診療拒否」をしたことがあるが、それは「うちの猫の下痢が止まらないの」という相談を受けたときだった。

無理っす。僕に聞かないでくださいな。

滝田さんはアメリカの大学に行き、二十一歳でケニアに住み、その後アフリカ各地を回って最終的にナイロビ大学を卒業して獣医になった人である。グローバリズム、グローバリズムと言ってすぐに英語を勉強しろとかアメリカの世界観を理解しろ的なことを言う人がいるが（大体僕より年上の人に多いが）、短見というほかない。英語を流ちょうにしゃべり、資本主義的世界観を几帳面に学んだとしてもそれはあくまで「コピー」にすぎない。コピーがオリジナルを凌駕することはあり得ず、それはまねにすぎないのである。

海外の携帯電話は安価で機能が抑えられ、日本のそれは機能がありすぎて世界市場に乗り遅れた、韓国やスウェーデンやフィンランドに負けてしまったという意見がある。それはそのとおりである。日本はガラパゴス化しているという意見もある。しかし、だからといって今から慌てて機能をシンプルにして韓国の電話のエピゴーネンを作っても、そこには日本のオリジナリティーは見いだせず、したがったアドバンテージはゼロである。アップルのiPhoneにしても、うまくいっているのは「誰もがやらないようなことをやったから」であり、「うまくいっている人のコピーをしたから」ではない。ワールドカップサッカーで活躍した本田圭佑選手にあこがれて、髪型を真似した人がいたそうだが、完全なるアイロニーである。もし、本当に本田選手にあこがれたのならば、彼の精神をくみ取って誰にも似ていない、本田選手とも似ていない髪型にすべきなのである。日本の携帯電話を売りたいのならば、「日本製でしか得られない、ほかのどの国にもない」電話にするよりほかないのである。ケニアのような国が経済的に発展し、現行の「かけるだけ」の携帯電話市場が飽和したとき、次に顧客が手を伸ばすのは「かけるだけ」の電話ではない電話なのである。

こういうとき、世界の流れとか空気を読まず、「今流行の」学問やビジネスをやらず、ケニアでスワヒリ語をしゃべってスラムでボランティアをやったり獣医をしているほうがよほど世界で「グローバルに」活躍できる。アメリカ人もイギリス人も、なおさんや滝田さんの貴重なケニアでの体験談を興味深く聞こうとするであろう。ハーバードで勉強し、英語を流暢に話し、ウォール街で活躍する日本人の話など、彼らは興味を持って聞くだろうか？

何の話をしてましたっけ？

午前中の診療を終え、硬いお肉のお昼を食べて、スラムにあるチャリティーの学校にノートやボールペンを寄付に行く。セレモニー的に壇上に立ち、生徒に文房具が手渡され、お礼に生徒から稲田先生を称える歌（？）が歌われる。なんとなくおかしくて吹き出しそうになった。でも、この学校でも過去に寄付したコンピューターを持ち逃げしてしまった先生とかもいたと聞く。本当に世の中は善でも悪でもない中途な世界なのだ。

ケニアの子供は肌が真っ黒でぴかぴかしていて、目は宝石のように大きくて、実にかわいらしい。診察していて、アジア人の僕が珍しいのかその大きな目でじっと見つめてくる。あまりに愛らしいので診療中に写真を撮っちゃった（ただし、性的趣味はございません）。たくさんの皮膚病変の写真に混じって子供の笑顔の写真が記録される。僕のデジカメは風景写真や食べ物の写真や人の写真に混じって皮膚病変や陰部の病変の写真がたくさん混じっているから要注意だ。人に拾われ、交番に届けられたらかなりやばく疑われるだろう。

午後の外来である。大人が混んできたので、「なんちゃって」小児科医の帽子を脱いで、大人の医療に回る。

子供が風邪、カビばかりだったのに対して、大人では頭痛、腹痛、腰痛がやたらに多い。初日は「偏頭痛かな、緊張性頭痛かな、それとも……」と一所懸命病歴を取っていたが、だんだん面倒くさくなり、いやいや、目的の空虚さに気がついて、このような問診をやめてしまった。ここの診療所でサプライできる治療薬の最大値は原則一週間である。例外的に頭部白癬などで三十日処方する。七日間頭痛薬を出す場合、その原因が偏頭痛だろうが緊張性頭痛だろうが斟酌する理由はない。いや、たとえ脳腫瘍であっても、あるいはくも膜下出血であっても結核性髄膜炎であっても関係ない。この診療所にフォローはない。ここの住民には病院へのアクセスもないのだから。あるいは、単に薬ほしさの詐病の可能性も高いのである。しかし、それを詮索しても詮ない話である。

だから、細かい病歴聴取は止めてしまう。診察もおざなりで、「これを飲むといいよ」と対症療法を連打する。慢性疾患はほとんど無視する。関節リウマチの患者を見つけたからといってどうできるものでもない。隣にいたシブは、几帳面に血圧を測って「高血圧ですね」とかいってアムロジピンの処方箋を書いていた。診療所には対症療法薬しかないが、処方箋を書けば薬局で買うことができるからだ。しかし、ほとんどのスラム住民は薬局で薬を買うほどの財力もないし、仮に一カ月分のアムロジピンを買う金があってもそれに何の意味もない。あるいは百万歩譲って彼に長期のアムロジピンを買う余裕があったとしても、それが恩恵をもたらす可能性は低い。平均余命が五十歳代しかないケニアの、最下層のスラムに住む住民の余命はさらに短いだろう。アムロジピンが恩恵をもたらす前にほかの病気で亡くなってしまう可能性も高い。そんな金があれば、食料に使うかスラムから抜け出すための商売の原資にした方がよほど賢明な態度といえよう。経験豊かで応用問題が解けるエマと違い、シブはまだ内科の二年目の研修医である。教科書どおりの知識は満載だが応用問題が解けない。まあ、今の時期は基本に忠実にやるのが大事であまり我流にならない方がよいのだけれどね。

横で見ていて、そこは何も言わぬことにする。僕もたぶん彼の年齢のころは同じことをしていたはずだ。「高血圧のＪＮＣ（Joint National Committee）のガイドラインによれば」、なんて愚かしいことを口走っていた可能性が高い（汗）。

まあ、シブは好奇心旺盛で向学心豊かでほんとうに素晴らしいレジデントだ。珍しい皮疹や病変解釈などについてどんどん質問してくる。こちらも教え甲斐がある。

ケニアのスラム診療所においては、頭痛はすべて「頭痛」という一つのカテゴリーにすぎない。強い類化性能が好ましい。そう認識されるべき文脈を持っている。日本やアメリカではそうはいかない。「あの」頭痛と「この」頭痛を分ける、別化性能が強くないといけない。緊張性頭痛なのか、偏頭痛なのか、くも膜下出血なのか、髄膜炎なのか、副鼻腔炎なのか、脳腫瘍なのか、椎骨・脳底動脈解離なのか、細かくどく「別化」しないといけないのだ。

面倒くさい言い方をあえてするならば、ケニアにおける「頭痛」というシニフィアンに対応するシニフィエと、日本やアメリカのそれは別のものなのである。たとえそこで起きている「現象」が同じだとしても、である。

## 一つのブース、二つの診療

この、一つのブースに二つの診療が併存する形態は途上国医療に典型的だ。僕が九〇年代にペルーで熱帯医学研修を受けたときも外来はちょうどこんな感じだった。同じ部屋で二つの別の診療が展開されるのだ。机は一つ、右に僕が、左にシブがいて、それぞれ別に患者を診る。シブはときおり僕に質問し、僕が答えたり一緒に患者を診たりする。アテンディングの一挙手一投足を観察しながら自分の診療にすぐに生かせるので教育効果は実に高い。ただの見学とは全然違う。僕も小児を診ているときはエマの診療をよく観察して、お菓子の渡し方とか説明とかとても参考になった。それをすぐに自分の診療に生かせるダイナミズムが、長所である。

むろん、このような形態を先進国で持つのは不可能である。患者のプライバシーまったくないし。

診療のクオリティーと教育のクオリティーとは反比例するところがあって、しばしば両者はバッティングしてしまう。研修医も指導医が手取り足取り教えるよりもたくさん自分の責任で患者を診た方が進歩は早い。手技もがんがんやって(失敗しながら)覚える方が上達する。いくらシミュレーションの器材が進歩してもこの真実には変わりはない。シミュレーションで本質的な能力がつくのであれば、ゲームセンターの達人はF1デビューができてしまうだろう。本当の車の雰囲気や周りの車がもたらすプレッシャー、事故になれば死んでしまう恐怖……こういうものを克服しないとプロのレーサーにはなれない。実際の患者でもそうであって、急変する患者がもし死んだらどうしよう……という恐怖感に冷や汗をかきながら緊急処置をするこの感覚はシミュレーションでは得られない。逆に、実際の患者の処置をシミュレーション気分で鼻歌いながらやるような医者は、別の理由で医者失格であろう。

実地体験、特に失敗の体験ほど人を成長させるものはない。その失敗は患者の利益と完全に相反するから(当たり前だ)、この折り合いをつけるのは容易ではない。机上の空論や建前論、詭弁や「政治的に正しいコメント」をせず、この本質的な矛盾と必死で取っ組み合った先に本当に生きた医学教育がある。

アメリカでは、研修医も外来診療の訓練を受け、その教育の質はとても高いが、患者はメディケイドを持っている（つまり貧しくて公的医療保険に頼っている）患者が対象になることが多い。貧しい人には医療保険を提供するから、その代わり質の落ちる研修医の診療で我慢しておけ、というものだ。日本でもし「生活保護の患者は研修医が診ることにしましょう」なんて提案をしたら絶対に許容されないだろう（生活保護の焼け太り体質を慢性的に見てしまうと、一考の余地はあると思うが）。医学教育の質と診療の質は、必ずしも手に手を取って仲良くというわけにはいかないのである。

結局今日も九十人以上の患者を診る。学校訪問の間の中断があったが、それでも昨日と同じ数の患者を診る。だいぶ慣れてきたし、「流す」ようになったために昨日ほど疲労感はない。

この無料診療所は、あくまでもＨＩＶ診療への布石である。いきなりＨＩＶ診療はどこの国でも難しく、ケニアでも例外ではない。稲田先生によると、かつては、そして今もＨＩＶ感染者に対するスティグマはものすごいのだという。世界中どこでもそうだが、ケニアでもやはり過激なバッシングが感染者に起きる。あるとき、ＨＩＶ感染者とわかった人の家に放火をして焼き殺したという事件が起きたという。しかも、その遺体を怖がって誰も引き取りに来ず、遺体が腐ってからようやく衛生局が引き取りに来るという始末であったそうだ。

このような状態でいきなりスラムで「ＨＩＶ診療やりますから患者さんは来てください」と言ってもうまくいくわけがない。だから、一般診療、何でも見ますよの無料診療所にしたのだ。そこでは内科診療も小児科診療も行われ、歯科治療が行われ、鍼灸が行われる。そして「ついでに」ＨＩＶ検査もどうですか？　と水を向ける。

本日の診療所全体の患者数は四百人以上。ＨＩＶ検査の陽性者は三人である。まるで砂金取りのようだ。これも活動当初は二十五パーセントくらいがＨＩＶ陽性だったらしいのだが、ケニア政府が健診的ＨＩＶ検査を無料にして以来、「拾い上げる」陽性者は激減したという。しかし、今でもこうやって拾い上げられる患者がいる。この診療所が存在するレーゾンデートル、意味もそこにある。もちろん、ＩＬＦＡＲの活動が可視化しやすいという象徴的意味もある。ＩＬＦＡＲによる診療活動はこんな感じで進んでいる。

ＨＩＶ検査をオファーされても「別にいいよ」と検査を受けない人も多い。ケニアではようやく妊婦のＨＩＶ検査と母子感染予防が普及し、小児のＨＩＶ感染は極めてまれである。ＨＩＶ感染を見つける、という観点からはある意味生産性は悪い。小児科診療などはほとんどサービス、余剰である。

それでもスラムの医療アクセスのないなかで一日で三人も感染者を見つけたのは大きい。たとえば、日本で能動的に感染者を見いだす営為が、これほどの成果を挙げることは極めてまれである。小児科診療そのものがＨＩＶ感染を見つけることはないが、診療所の評判をよくすることはできる。口コミでたくさんの子供がやってくる。今日も百六十人程度の小児を診た（ほとんど風邪なんだけど）。これが診療所のクレディビリティーを上げ、ささやかながらミッションに合致した成果を挙げていく。ＨＩＶ

検査につなげる僥倖をまつ。

このような一見生産性の低い営為は無駄と考えるべきだろうか？　そういう考え方もあろう。スマートな行政マンなど、こういう営為を「無駄」と考えがちだ。だがしかし、こういうやり方のみが、ここでのあり方なのだとも言える。ギブアップか、あがくかという二択問題である。あがくという選択をここではとったのだ。

## 例え話の話

「砂金取り」で思い出した。例え話の話である。

例え話はお釈迦様からイエス・キリストまで、教えを説くときの常套手段である。しかし、例え話の鉄則はその話の本質をつかむことにある。アナロジーが暴論になる、拡大解釈になることも少なくないからである。

感染症では青木眞先生の例え話が秀逸だ。「ＭＲＳＡはえん罪が多い」（見つかっても定着菌で治療の対象ではない）、「アシネトバクターは殺し屋ではなく、葬儀屋」（重症感染を起こすというよりは死に際の患者の最後の引導を渡すことが多い）なんて本当に素晴らしいと思う。

適切なアナロジーは教育効果が高いが、そのためにはその本質を十分に理解していなければならない。アナロジーとは大変知的な作業なのである。もし事物の理解が不十分なままにわかりやすい例え話に作り上げてしまうと、それは詭弁になってしまう。

ケニアの滞在中に、スラムでの診療作業を「砂地に水を撒くような」営為であると例えた。あるいは、「砂金取りのようである」とも書いた。山のような風邪の患者さんを診ていて、労多くて益が少ない（ように見える）地道な作業を思ってそう実感したのであるが、そのような言葉を使ったブログには「砂地でも、保水資材がある程度確保できれば、その時点で水がたまりだし、今は流しでもいつかは、ということもありますし、別に無駄ではないでしょう」というコメントが寄せられた。まったくことの理解ができていない。あえてＨＩＶというターゲットを直視せず、余剰たる一般診療をすることでＨＩＶ診療につなげるという回りくどいタクティクスの話をしているのである。

　プロフェッショナリズムと匿名性の話をブログでしたことがある。プロたるもの、自分の発言には責任を負う必要があり、そのクレディビリティーを上げる必要がある。匿名のコメントは発言の責任を回避する無責任性を持ち、クレディビリティーは当然下がる。だから、プロは匿名なんかで発言するんじゃないぜ、という趣旨であった。そうしたら、一九三〇年代のベルリンでのジャーナリストは、ナチスの弾圧のために匿名で……なんてむちゃくちゃなアナロジーを持ち出され、匿名性を正当化しようとするコメントをもらう。僕はブログでのコメントは、特に匿名のコメントは便所の落書きくらいにしか思っていないのでたいていはスルーするからまあいいんだけど、このような拡大解釈、転用、誤用の類、要するに「うそ、おおげさ、まぎらわしい」アナロジーは人を惑わせるのである。マスメディアがよく使うやつである。「悪魔の細菌、ＭＲＳＡ」なんてね。

　アナロジーとは要するに類化性能の問題である。その話とこの話は本質的に同じ構造を持っていて、転じて例えてもよいかどうか、という問題になる。類化性能にしても別化性能にしても厳密な基準はないから、何をもって正しいアナロジーかを特定することは難しい。難しいけれど、適切なアナロジーは存在し、また不適切なアナロジーは存在する。誰をもって美人とするかという基準は作りにくいが、それでも美人は存在し、またそうでない人も……というのも同じだ（このアナロジーは適切な構造を持っていると信じるが、政治的には正しくないかもしれない）。

前述のようにアナロジーは古来から教育スキル上の最大最強の武器の一つである。妥当なアナロジーとはどういうものか、類化性能と別化性能の詳細な吟味から「適切なるアナロジーとは何か」という学問的な研究が行われてもよいと思う。もうやっている人もいるかもしれないが、僕は寡聞にしてそれを知らない。寡聞にして……というのは内田樹さんがよく指摘されるように「文字どおりの」寡聞であって、謙遜して自分の知性をひけらかしているわけではありません、はい。自分の知的優位を喧伝するときには「寡聞にして」とか「周知のように」を常套句にすればよいのは事実で、「寡聞にして」とは乱用しない方がよい言葉だ。

## 診療所終了

終了した診療所の片付けをみんなでして、ボランティアたちと挨拶したり握手したり、写真を撮ったりする。学生や大島先生たち若人はスクラブにサインをもらっている。僕もサインする。スラムでの診療は打ち上げ、明日はオフィスでＨＩＶ診療である。夜も自炊で大島先生たちが豚肉のショウガ焼きと豚丼という豚づくしに、豚肉を食えないシブのためにチキンソテーがふるまわれる。野菜が足りないというので僕が野菜ソテーを作るが、火の通りがいまいちで、自分では失敗作だった。みんな気にせず食べてくれて感謝である。稲田先生がジョークを言い、親父ギャグ大好きだという後藤さんが笑う。ケニアなので（？）、動物ネタが多い。

「正月に食べる動物は？」

「おぞうに」

「暑いときに夏バテしそうになって食べる動物は？」

「蒲焼き」

僕もとっておきの動物ジョークを出したのだが、あまりうけなかった。


スペインの闘牛で有名な街を旅していたら、レストランですごい歓声が上がる。何かと思えば、ウェイターがダチョウの卵のような丸いものを二つ皿に載せて運んでいく。客がこれを見て歓声を上げているのだ。

「何ですか？　あれは」と店の主人に聞く。

「あれですか？　あれは大きな声では言えませんが、牛の睾丸、金玉ですよ。闘牛でやられた牛の、うちは『つて』があってあれを分けてもらっているんです。珍味なのでとても人気があるんですよ」

「あれ、じゃこちらにもちょうだい？」

「だめですよお客さん。人気料理なので一カ月前から予約で一杯です」

「じゃ、予約しておくから、一カ月後に来てもいい？」

一カ月後、楽しみにしてもう一度レストランにやってくるが、皿の上にのっていたのはこのまえとは似ても似つかない、小さな梅干しのような貧弱なものである。

「何これ？　こないだはダチョウの卵みたいに大きくて立派だったじゃない？」

「あなたね、殺されるのは牛とは限らないんですよ」

この日はよく眠れると思ったが、考えるところがたくさんあって朝の二時半に目覚めてしまった。この原稿も夜明けまでこそこそと書いているのである。

2010年9月25日

今日と明日はＨＩＶ患者のフォローアップの日である。これまでが新規感染者の拾い上げ、いわば「砂金取り」だったのだが、今度は拾った金を磨き上げるような仕事だ。

これまで稲田先生が集めてきたＨＩＶ感染者が大体百名。これを稲田先生ともう一人のケニア人でフォローしている。一日数名診ることが多いが、今日はボランティアも多いので三十人以上アポイントメントを集めて診るのである。将来的には五百人くらい診られるようになりたいと稲田先生は言う。

朝食はソバと昨日の食事の残り。土曜日は比較的交通がゆるやかで、渋滞せずに目的地に着く。普段はコミュニティーセンターとして使っている建物の二階を使い、三つのブースと歯科のブースを布で仕分けする。赤十字社に勤めている五十嵐さんという方が加わり（こちらで二年住んでいるとのこと）、受付に入ってくれる。

ここのシステムは以下のとおり。各ブースにはノートブックコンピューターが置かれる。しかし、これには患者データが入っていない。受付のコンピューター一台だけに患者データがエクセルで入っており、その患者のデータは３・５インチのフロッピーディスクにコピーされ、保管される。まるで紙カルテのようにこれがファイリングされる。患者が登録されるとそのフロッピーを渡され、各ブースのコンピューターで開く。オンラインのデータシェアリングが困難なセッティングでの工夫だ。なるほど、3・5インチのフロッピーなんて今日日使うことはないが、これはこういうセッティングでは賢明な使用法だ。CD-ROMだと保存に時間がかかるし。

先週日曜日のフォローアップクリニックは三十人のアポイントメントでわっと集まってきてたくさんの患者を診たそうだが（僕は途中参加だったのでこの日曜日のクリニックは出なかった）、本日は非常に参加率が低い。ぽつりぽつりぽつりと一人ずつゆっくりと、長い間隔をあけて患者が来る。ケニアではアポイントメントに数時間遅れは当たり前なのだそうだ。時計を持っていない人も多いので、そもそも時間の観念は希薄であるという。もっとも日本くらいパンクチュアルな国の方が珍しいのだが。

というわけで、昨日までとは打って変わって暇な、「ポレポレな」外来である。患者がぽつりと来ても薬のコンプライアンスとCD4をチェックし、診察して調子を聞くだけ。大きな問題なし。流れるような外来。実にゆったりとした時間が流れていく。

結局のんびりと十人ばかりのフォローアップをする。間に昼飯を食べる。スタッフが作ってくれた硬い牛肉の煮物とパンケーキ。甘いコーラ。トイレに行こうと建物の外に出ると小さな子供が親切に案内してくれる。トイレは風呂場みたいになっていて、中で男たちが服を脱いで体を洗っている。長い間空くのを待つ。子供が列をなして昼飯を配られている。ＩＬＦＡＲなどが協力して米と炭を提供しているのだ。十四時三十分。外来は終わる。

## その感染症はありや、なしや

あまりにゆったりした外来だったので雑談する時間が多かったのだが、興味深かったのが感染症はありなし？　の議論である。

ケニアの外来をしていると子供も大人も胸の両脇を押さえて「ここが痛い」と訴え

てくる。日本でもアメリカでも、あるいはほかの国でもこのような描写は見たことがなく、「おもしろいねえ」と思った。僕はウイルス感染の起きる体部痛の表現かな、と思い、デングとかチクングニヤとかオニョンオニョンなんじゃないのかな？　と言う。そしたら五十嵐さんが

「ここにはデング熱はありませんよ」

え？　そんなばかな。ケニアだったら当然あるでしょ。

「いやありません」

断言される。僕も調べてなくて、当然あるもんだろ、と思っていたのでびっくりである。そんでナイロビにマラリアはいないんですよね？

「いや、ありますよ」

ええ？？　二度びっくり。だってCDCだって「ない」ってイエローブックに書いているし。

「でも、あるんです」

うーん。困った。で、感染症にも強い小児科医のエマ（旦那はNYで感染症の医者

をやっている。ニューヨークではインターシティー・ラウンドという症例検討会をやっているのだが、私の旦那はだいたい診断名を当ててしまうのだ、と誇り高く語っていた）に聞くと、

「ナイロビにはマラリアはほとんどない」

でしょ、でしょ。

「でも、私は念のため予防薬飲んでるけど」

へ？　そりゃないよ、エマさん。

だんだん訳がわからなくなってきた。確かに、CDCが言っているから正しい、と即断することはできない。CDC的には日本はまだまだ日本脳炎の流行地で、日本の田舎（農地）に旅行するときは日本脳炎ワクチンを考慮せよ、とある（これはげんみつにはウソではない）。

PubMedで調べるとケニアにはデング熱はある、という血清学的な調査はあるのだが、ナイロビのそれはよくわからなかったし、これも一九九一年というめちゃくちゃ古いデータである。この地域については本当に論文が少ない。

Morrill JC, et al. Serological evidence of arboviral infections among humans of coastal Kenya. J Trop Med Hyg 1991;94:166-8.

このようなサイトも見つけたが、デング熱のタイプ2が一九八二年にケニア海岸地域で流行した、とかいうデータのみ。結局ナイロビのことはよくわからない。

Dengue in Africa (http://www.tropika.net/svc/review/061001-Dengue_in_Africa)

ProMEDを検索してもケニアのことはあまり詳しく書いていない。サーベイランスがしっかりしていないと報告しようもないだろうし、『地球の歩き方』の掲示板などには「おれはナイロビでマラリアにかかった人を知っている」なんて書いてあるが、どうやって診断されたかもわからないし、情報としては質が低い。

滝田明日香さんの『獣の女医―サバンナを行く』（産経新聞出版）によると、二〇〇五年に彼女のビザ担当者がナイロビでマラリアで倒れている。診断が正確であったと仮定したら（ここは微妙だけど）やはりナイロビにもマラリアはいることになる。ちなみに、この年、リフト・バレー熱が大雨の後で流行し、動物もたくさん死に人にもたくさんの死者が出たそうだ。こちらではやはりリアルな問題なのである。

このようなコモンな発熱疾患の疫学って本当によくわからない。日本だって、毎日診ている風邪がいったいどの病原体によって起きているのか、正確なところはよくわからない。長崎大学の有吉紅也先生のグループがベトナムのデータを取っていて、従来認識されていなかった多様な呼吸器感染症の原因がだんだん判明されつつある。珍しい病気、死に至る病気だけに注目してきたわれわれ医療者であるが、珍しくもなく、勝手に治ってしまうことが多いウイルス感染症がようやく科学的な注目を集めてきている。WHOも呼吸器感染症を重要なターゲットとすべき疾患に指定している。

ナイロビのスラムの患者さんの血清学的データを用いてデングやチクングニヤやオニョンオニョンや、あるいはマラリアのデータを取ったらさぞ興味深いことであろう。

この「ある、なし」問題は、イスラエルの旅行医学専門家、ポタスマン先生とも興味深い議論をした。ケニアではQ熱（コクシエラという細菌による動物由来の感染症）はめったに鑑別に挙がらないが、実は調べると結構あるという。ポタスマン先生もケニア旅行者がかかったQ熱を報告している。

Potasman I, et al. Outbreak of Q fever following a safari trip. Clin Infect Dis 2000;30:214-5.

ある地域におけるある病気の疫学は、その地域における当該疾患への興味関心や、検査のリソースに依存している。ケニアにおける感染症の姿、カント的に言えば「物自体」にわれわれはまだ全然近づいていないのかもしれない。

明日はメンバーの多くはサファリ・パークに観光に行くということで、その後の時間はマーケットにおけるショッピングとなる。運転手のトムに連れられて、市場に行く。出店がたくさん出ている。現地の土産物を買う。僕はいわゆる民族的な装飾品に感興を覚えない性質だ。それが美しくないからではなく、日本に帰ってもその居場所がないからである、たいていの場合。人混みは苦手だし、買い物は苦手だし、値段交渉はもっと苦手なので、とりあえず適当に買い物をしてあとは路上でカントの『実践理性批判』を読む。英語のこの本は最初何のことだかさっぱりわからなかったが、ようやくそれなりに訳がわからない本になってきた。繰り返し繰り返し同じフレーズが使われることで理解の度合いが薄紙をしいていくように厚みを増していく（要するによくわからないということ）。個人の好み、好悪がユニバーサルなルールの基準にはならない、ということをカントは言いたいらしく、ベンサム、ミル的な功利主義を批判しているのだろうな、ということはなんとなく察せられる。

## 共同生活が我慢できるか?

今回のケニア・キャンプは文字どおりの「キャンプ」で、宿舎を共同で借りての合宿生活であった。このようにものすごく濃密な時間をともに過ごすとずっと末まで強くて長い親近感が湧いてくることを経験的に知っている。学生時代のフィリピンのスタディ・ツアー、オランダのツアー、カンボジアのツアーといろいろなところにともに行った仲間とは外部を寄せ付けない強固な連帯感を醸造する。

その一方で、長くともに生活するために「自分の我慢できないこと」を相手のそれとどのように折り合いをつけていくかが、生活上とても重要なこととなる。逆に自分の振るまいが相手の逆鱗に触れていないか、よおく注意しておかないとこれまた困ったことになる。

われわれが規定する「我慢できないこと」が社会的に共感され、シェアされたものであれば話はそんなに難しくはない。毎晩酔ってからんだり暴れたりする輩を好意的に捉える寛大な人物はそう多くはなかろう。しかし、多くの僕らの「我慢できないこと」は僕ら自身の個人的な好悪から成り立っている。曰く、口調だとか、口臭とか、ガムの噛み方とか、飯の食い方とか、いびきのかき方とか。こういったものを「我慢できないのだから、おまえは是正せよ」と要求するのはエゴイスティックなことであろうか。

あいつの行動パターンは我慢できないというのは別化性能の強く働いた作用である。これが強すぎて「俺の気に入らない行動は一切取るな」と皆が言い出せば、ずいぶんとギスギスした、殺伐とした旅になるに違いない。「まあ、人にはいろいろいるからな」と自分にはない属性を取り込んでしまって寛容に振る舞い、類化性能を強くすれば気にならなくなる(かもしれない)。これが自然にできる人が、いわゆる「天然」な人である。しかしかといって、「何でもあり」にしてしまえば旅のマナーは低下し、みんながてんでばらばらに行動したら秩序も乱れ、旅のパフォーマンス全体も低下してしまうだろう。「天然な」人は他人にも寛容だが、自分自身にも寛容な人が多いから、過度になると「楽しい旅」も「実は楽しんでいるのは自分だけ」で周りは大迷惑、ということもある。

本質的に類化性能と別化性能の問題は「正解のない」塩梅を探る作業である。ここに気がつく必要がある。自分が「おまえと俺は違う」、「おまえと俺は同じ」と主張する場合、その根拠は恣意的なものでしかなく、したがって他者に完全な同意を得る保証はない。旅における自らの行動パターンに他者をどこまでシンクロさせるか、どこまでそれを要求できるか、その明確な基準はない。たぶん、カントが『実践理性批判』で述べているのも「己の主張するところが公共のルールとか規範に転用するのは根源的に無理なのだよ」ということではないかなあ？　と僕は思う。

明確な基準がない以上、

「あいつは俺の気に入らない行動を取りやがって」とむかっ腹をたてると損する可能性が高い。

「世の中にはいろんな人がいるなあ」と寛容に受け入れる方が得する可能性が高いし、

もしどうしても我慢できないにしても、絶対的な基準がないことに自覚的であれば居丈高に文句を言うことができなくなり、「誠に相済みませんが、できましたらちょっと声を小さくしてくださいませんか。少し頭痛で悩んでいるものですから。わがままを申してすみません」という腰の低い要求ができるようになるかもしれない。

まあ、こちらのスタンスとしてはそういう感じなのだが、難しいのは他人は類化性能も別化性能も全然関係ねえよ、という輩かもしれないし、実際その可能性が高いわけだ。

「俺の気に入らない行動を、なぜおまえが取る」とむかっ腹を立てられる可能性に蓋をすることは他者の立場からは根源的に不可能だ。顔色をうかがいながら、誰かの怒りを買っていないか、注意深く観察するよりほかないのだろう。気にしすぎると疲れちまうが。

夜はショッピングモールのような場所でテイクアウトの食べ物をとってくる大宴会。レイモンドは今日で終了なので、送別会だ。歯科診療ブースはいつも人で一杯で、彼は僕らより遅くまで診療していた。仕事が丁寧なのだ。レイモンドは時間にルースでいつも朝飯の時間や集合時間には遅れていたが、せっかちでない分だけ仕事は丁寧で、時間を気にせず作業ができるのだろう。丁寧な仕事が要求される歯科医に向いた性格なのかもしれない（やっつけ仕事をする歯科医はやはり敬遠したいですね、普通）。

ある性格が「よい」とか「悪い」とか区分けするのは、文脈次第なのだなあと思う。その性格が与えられたセッティングにフィットしているかどうかだけが、問題なのだろう。

ありがとう、レイモンド。お世話になりました。

2010年9月26日

朝起きると、午前四時だった。なんか体が重い。昨日飲み過ぎたのだろうか。と思ったとたんにきゅうっと胃の痛み。あわててトイレに駆け込む。急性腸炎になっていた。朝からついていない。なんとかがんばって起き出して朝飯のインスタントラーメンを作るも、力が入らずトイレに駆け込みギブアップ。朝食も食せず。

悪いことには悪いことが重なるものだ（あるいは、そのように僕らは認識しがちである）。運転手のトムがやってこない。携帯にもつながらない。朝五時にレイモンドを空港に送ったきりである。午前八時。いいかげん、戻っているはずだ。どうしたんだろう。心配は募る。ここはケニアなのだから、何が起きてもおかしくはない。警察呼んだ方がいいだろうか。そんな心配をしているうちに、トムから電話。レイモンドを送っていった後、車の中で居眠りをしていて寝過ごしたとのこと。やれやれ。携帯つながらないと、本当に心配ですが、何もできませんね。

今日はメンバーのほとんどは観光でサファリパークに。キリンやライオンを見に行く。僕と宮城島先生、稲田先生はクリニックへ。ＨＩＶのフォローアップだが日曜日は予定患者が十一人と少ない。僕と宮城島先生とさらさらと患者さんを……と思っていたら今度はクリニックに電気がつかない。コンピューターが起動できない。検査もできない。あああああ、どうしよう。

結局これはブレーカーが落ちていただけ、という結果であった。今日はジェットコースターのようにびっくり、心配、安堵を繰り返している。

患者は昨日と違ってわりと時間どおりに来たから、簡単にフォロー終了。その後三人ばかり新規の患者を登録して診察。これで終わり。日曜日の診療は楽でした。下痢とトムの失踪疑惑騒動で朝何も口にしていなかったので、口の中がねちゃねちゃとする。そういえば今日は歯も磨いていないしひげも剃っていない。アーシャから暖かいチャイをもらう。ショウガ風味の甘い甘いチャイが、炎症を起こしている胃にとてもやさしくしみ込んでいく。

クリニックはスラムにある二階建ての建物の二階に位置するが、その階下では子供たちにお米を配る事業をやっていた。飯炊き女（古い）が一人、大きな大きな鍋に油をひいてタマネギを炒めている。いい香りだ。ピーマンを加え、赤ピーマンを加える。

赤ピーマンは「ピリピリ」、ピーマンは「ピリピリホホ」と言うそうだ。ジャガイモを加え、水を加え、塩味で簡単に味付けする。美味しそうだが、完成にはまだ時間がかかりそう。飯炊き女はバケツ一杯の水を頭に乗せて軽々と運んでいる。すごいパフォーマンスだ。頭に水いっぱいのバケツを載せて歩くのもすごいが、それを難なく「当たり前のように」やってのけるのがすごい。ある意味このツアーで一番驚いた。

稲田先生にはたくさんの方から大なり小なりのヘルプがある。人徳なのだろう。今日は東京外語大のなおさんとその先輩（専攻はドイツ語で、NEC勤務。現在旅行中）や昨日お会いした五十嵐さん、そしてこちらで紅茶を栽培しているという富塚さんという女性の方と会う。皆、ケニアが大好きで大好きでたまらないという感じである。

スラムのレストランで昼食。ぼくはお腹の調子がいまいちなので、豆と米を少しだけ食べる。朝に比べれば調子は戻ってきた。そのまま宿舎に戻り、仮眠をとる。体力が戻ってきた。

## CD4　450も5000も同じ

午前中の外来では、病院で診てもらっているエイズ患者をフォローする。これはちょっとややこしい二重構造だ。ケニアではエイズケアにはある程度の政府援助がある。抗ウイルス薬とST合剤は無料、六カ月に一回のCD4の測定も無料。外来は半年に一ぺんは無料である。

それ以外のサービスはない。その狭間のフォローアップやアドヒアランスのチェック、その他の医療問題に対する対応や簡単な血液検査（血算や電解質）を稲田先生のクリニックで行う。もし臨床上問題があれば、フィードバックをかけて、例えば現行の治療がうまくいっていないと判断されれば、抗ウイルス薬の変更などをもとの病院に提案する、というわけだ。すでに述べたように百人あまりの患者がここでフォローされている。

今日来た人には、五月にCD4が250なんだけどそれ以来フォローなし、という人が来院した。とにかくすぐにHAARTを始めた方がよいと提案する。今は九月も下旬である。すぐにでも治療を始めた方がよい。

先週、病院でCD4を測ったんだけど、もう一回測ってほしいという患者さんがいる。先週だったら今測っても意味ないよ、と言うと、

「ある日、CD4を測ったら450だった。同じ日に別の病院に行ったら500になっている。だから今日測ってほしい」

450も500も同じようなものなんだよ、という話をする。非医療者は（そして多くの研修医も）このような細かな数字の変動で一喜一憂する。多くの医者はCRPが7から6になったからよくなっていると喜ぶ。誤差範囲という概念がそこにはない。患者の中で実際に起きている現象と、検査値という形で僕らが認識する値は同一ではなく、そこにはずれが生じていることも、なかなか理解されない。医者ですら理解していない場合は多い。450も500も同じようなものだよ、という類化性能の問題

でもあり、実際の現象と観察する検査値は区別しなければダメだよ、という別化性能の問題でもある。けれど、セカンドランゲージが英語の僕が、セカンドランゲージが英語の患者に対してこのコンセプトを説明し、理解してもらうのは容易ではない。かなりの時間をかけた。

数値化してしまうだけである概念が、（誤謬のないと誤解されているという点で俗世界で言うところの）「科学的な」概念に見えてしまうのはトリッキーなことで、その落とし穴はすでにむかーしから指摘されている。数字をどう扱うか、数の問題はとても大事なのだが、例えばマスメディアのジャーナリストはこのような数字の概念を理解しない。あるいは、その数を「多い」と考えるか、「少ない」と認識するか、そのためにはどのような基準が必要かを考えない。あるいは、何も考えない。

「自分の頭で考えること」はとても大事なのだが、しばしば日本では「他人の言葉」を横流しし、滑らせて流すだけのことが多い。自分の頭で考えていないのだ。このせいで、例えば医療の報道はしばしば貧弱な報道になってしまう。この例として、ケニアに行く直前に問題になった帝京大学病院で多剤耐性アシネトバクター（MDR-A

Ｂ）が検出された事件を例に挙げて論考する。当時書いたブログを改編し、ここに収録する。ちょっと重複する部分もあるが、時系列に読めばことの本質はご理解いただけるものと思う。

## よくわからない多剤耐性菌報道

多剤耐性アシネトバクターの問題が報道されている。ウェブとテレビをちょろっと見たが意味がわからない。被害の価値も、意味もよくわからない。死亡者が感染症に関連しているかもわからないのに被害が甚大とする報道も報道だ。そもそも、「感染」の定義すら書いていない。（専門家の）僕が見ていてわけわかんないんだから、ほとんどの人は何が起こったのか理解できないのではないか。たぶん、社説を書いている当人も何が問題なのかは把握していないと思う。この時点で、帝京大学病院を擁護も非難もできない。すべきでもない。

例えば、メディアは保健所への報告が遅すぎる、と帝京大学病院を非難しているが、そもそもアシネトバクターは感染症法における届け出義務のある感染症ではない。厚労省も平成二十一年の通知があるが報告をお願いされているだけである。法的義務はないのである。

僕は先日デング熱の症例を保健所に報告したが、保健所には報告してもできることもやるべきこともほとんどないのだ。感染症の届け出が形骸化していて、保健所も対応のスキルやノウハウもない。院内感染に関するかぎり、ＩＣＮ（感染管理ナース）のほうが絶対にエキスパティースは高い。厚労省の通知なんて、教科書からひっぱってきたような「当たり前のこと」しか書いていない。

「対策としては、緑膿菌と同様に、日常的な医療環境の衛生管理の実施と標準予防策の励行とともに、本菌が尿や喀痰などから検出された患者における接触感染予防策の徹底、さらに、病院内の湿潤箇所や、特に人工呼吸器の衛生管理と消毒などに留意する必要がある。点滴などの混合は、可能なかぎり無菌的な環境と操作により行ない、混合後、直ちに使用する。」

——厚労省通知より

保健所に早く相談すれば何かいいことがある、という発想そのものがナイーブである。

そもそも、厚労省は耐性アシネトバクターを重要視してこなかった。

多剤耐性アシネトバクターはアメリカで十年も前から問題になっていて、いつかはどこかでやってくる問題なのはわかっていた。僕がアメリカにいたときは、この菌のために病棟を閉鎖したこともある。

数年前、僕は厚労省の多剤耐性菌を担当している官僚と話をしたことがある。どこの部署だったかは忘れたけど（僕は担当部署を暗記するという「官僚的な」才能がまったくない）。そのとき、多剤耐性アシネトバクターの問題やコリスチン・ポリミキシンの導入についても具申したのだが「メジャーな学会が問題にしていない」、「誰も特に困っていない」、「あなただけがそう言っているんじゃないですか」とまったく相手にされなかった。彼ももう今は別の部署にいるけどね。

もし厚労省が本気でこの菌を問題にしていたのならば、感染症法改正をして届け出感染症にしておけばよかったのである。コリスチンを緊急承認して治療体制を整えればよかったのである。そういう営為をまったくやらないでおいて、コリスチンについては未承認薬の流れでようやく議論されるようになったばかりだ。ことが起きると「なぜ報告しない」と難じるのはまったくもって筋違いな物言いだ。今まで自分たちは何をやっていたというのだ。

耐性菌対策はアシネトバクターだからこうで、緑膿菌だからああで、NDM-1だからうんとかいうものではない。病院の総合力の問題である。各菌を別々に対応すること自体、日本の耐性菌対策が微生物に対する各論的アプローチしかできていないことを意味している。

（二〇一〇年九月五日）

## 保健所・厚労省には院内感染に対応するエキスパティースはない

この話をもう少し続ける。

二〇〇九年、大阪のある病院で看護師がパンデミック・インフルエンザＨ１Ｎ１に罹患したとき、厚労省新型インフルエンザ対策室の官僚は「現場を見もしないで」勤務する病棟を閉じよと命じた。気骨あるその病院のＩＣＮたちはそれを暴論として拒絶したのである。

当然、看護師一人がインフルエンザになったからといって病棟を閉じる必要はないし、また病棟を閉じるというのは大変な営為である。

保健所にしても厚労省にしても（そして感染症研究所にしても）院内感染対策の知識も経験も不足している。病院にいれば感染症のアウトブレイクは大なり小なり必ず経験する（病院内アウトブレイクが起こってはいけないというゼロリスク信仰の前提は間違っている）。われわれの院内感染に対する経験値は高い。ＩＣＮは六カ月もフルタイムで勉強して試験を合格して得る資格である。専門的知識もずっと豊富である。厚労省に感染対策のためフルに六カ月間を勉強に費やした人物が果たして何人いるだろうか？　年という単位で実地訓練を受け、何百、何千という耐性菌感染症に対峙した人物などいるだろうか？

現場のＩＣＮのほうがはるかにそのような問題に対する解決策を熟知している。その熟知しているプロである現場のＩＣＴ（感染管理チーム）が素人である保健所や厚労省に報告したからといって、問題が解決し何か改善するわけではない。恐ろしいのは、責任回避のために極端な防衛策を強いて現場を圧迫することである。ちょうどパンデミック・インフルエンザのとき現場も見ずに病棟を閉鎖させようとした官僚のように。

確証はまだないが、多剤耐性アシネトバクターは外からの持ち込みの可能性も高い。感受性アシネトバクターが病院内で多剤耐性化することはまれだからだ。外から持ち込んだ耐性菌に苦しんでいるのであれば、病院もまた被害者である。放火された家庭に「おまえのうちは消火の仕方がなっていない」というのがまず第一にかけられるべき言葉だろうか。

誤解のないように繰り返しておくが、僕は何も帝京大学病院が無謬だったとか問題がないと仲間褒めをしたり弁護したいわけではない。

コメントする材料が乏しいのでノーコメントを貫いているだけだ。

しかし、厚労省に報告しなかったのはけしからん、というのは筋の通らない議論である。

繰り返すが、厚労省にも保健所にも院内感染対策のエキスパティースはない。それは、食品衛生的な問題とはまるで違う。ラーメンにゴキブリが入っていましたよ、という問題とは違うのだ。

院内感染は日々起きている。これは医療の宿痾《しゅくあ》のようなもので、絶対に避けられない。

もしカテーテル関連の血流感染をゼロにしたければ、ソリューションは一つである。ショックの患者に輸液をせず、栄養不良の患者に栄養を提供するのを拒み、見殺しにすればよいのである。呼吸苦に苦しむ患者を挿管しなければ人工呼吸器関連肺炎はゼロにできる。

それができないから、感染症が起きるのだ。感染症は医療を行ったうえでどうしても生じるゼロにできないリスクなのである。ゼロにできないリスクをいかに最小限にとどめるかにわれわれは毎日心血を注いでいる。これは、食中毒を起こさないための食品衛生というより、犯罪者を減らし、犯罪者をみつけ、そして犯罪に対応するといった警察的な行為に近い。

犯罪者が出現した、犯罪が起きた、という理由で警察や検察が法的に糾弾されたり罰せられたりするだろうか？

したがって、院内感染の問題に警察が介入するなど、ありえないことなのである。今回の問題を検証しなくてよいとか、改善は不要である、と申し上げているのではない。どの院内感染が不可避で、どの院内感染が回避可能であったかなど、法曹界にはジャッジできないと申し上げているのである。大野病院事件（平成二十年八月二十日、福島地裁判決）を思い出すべきである。これはnone of your businessなのだ。

## 悪質な報道

昨日、朝日新聞の記者さんとお話をしていて、一九四八年の朝日の報道の話をした。「戦後間もないマスメディアはこのくらい幼稚でした。何かあると原因究明や実態の把握の前にとりあえず加害者を捜して攻撃する、という幼稚な英雄気取りです。それに比べれば今のメディアはまだましかもしれませんね」と僕は言った。

残念なことに、僕の見込みは甘かった。マスメディアは昭和二十年代から少しも成長していない。以下は産経新聞。署名はない。

引用はじめ

**【主張】院内感染　悪質な隠蔽許さぬ処分を**

2010.9.7　02:43

このニュースのトピックス：主張

帝京大病院（東京都板橋区）で四十六人もの入院患者が対象となる院内感染が発生し、感染が原因で少なくとも九人が亡くなった。情報共有が大幅に遅れ、拡大防止策が後手に回った結果、国内最大規模の被害につながった可能性が強い。

感染症対策は、早期発見に基づく感染ルートの特定と速やかな情報の公表が大切だ。ところが、病院側は何度も公表の機会がありながら、一年近くも情報を伏せてきた。悪質な隠蔽（いんぺい）行為と言わざるを得ない。

警視庁が、業務上過失致死の疑いもあるとみて医師ら病院関係者から感染が起きた経緯について事情を聴いたのは当然だ。東京都に加え、厚生労働省も医療法に基づいた異例の立ち入り検査を行った。行政としても結果次第で、特定機能病院の指定取り消しや一定期間の業務停止も含めて厳しい処分で臨む必要がある。

（中略）

病院では昨年八月時点で最初とみられる感染者が見つかり、死亡者も出ていたのに、感染との因果関係が確認できないとして、対策部署への報告はなかった。

保健所への報告や外部への公表は今月に入ってからだ。八月初旬には厚労省と都による定例の立ち入り検査が実施されていたが、報告もしていない。菌が検出された患者の転院時にも情報が転院先に伝えられなかった。病院側は「もう少し早く報告、公表すべきだった」と対応の不備を認めているが、結果の重大さに対する責任ある発言とはいえない。

（中略）

厚労省は今後、報告制度の在り方について検討する有識者会議を立ち上げるという。だが、どんなルールも医療機関としての自覚が前提となる。さもなければ絵に描いたもちにすぎない。

引用終わり

情報の公表とは誰に対する公表のことをさしているのだろう。少なくとも、メディアに耐性菌情報を公開したからといって院内感染が減ることは絶対にない。公表の必要のないことを公表しないことは隠蔽工作とは言わない。今、叩かれるのを恐れた医療機関が慌てて記者会見をやっているが、その意義や意味は僕にはわからないことが多い。単なるアリバイ作りにすぎないことがほとんどだ。

警視庁が事情を聞き、厚労省が調査をしている段階で、何を根拠に「拡大防止策が後手に回った結果、国内最大規模の被害につながった可能性が強い」などと言えるのだろう。そんなことを言う根拠がどこにあるというのだ。国内最大規模の被害って何の被害のことだ?

厚労省は今後の報告制度のあり方を検討するという。検討するという未来の事項を今やらないという根拠で非難されるというのはどういう意味だろう。

「四十六人もの」というからには四十六という数字が「多い」ことを内意している。院内感染をゼロにするのは不可能だ。では、この名無しの主張者が適正と考える院内感染の数はいくつだというのだろう。多いとほのめかすのならば、「正しい数」、「アクセプトできる数」を示すべきだ。それができないなら、「もの」という恣意的な表現をすべきではない。

新聞記者は統計学を学んでいないと昨日朝日の記者さんに教えてもらった。「自分たちは文系だから」というのだが、これは驚くべきことだ。彼らは毎日数字を扱っている。内閣の支持率にしろ、降水確率にしろ、野球チームの勝率にしてもだ。内閣支持率が五十パーセントから五十二パーセントになったとき、これが「支持率が上がった」というべきかどうかは、統計学を学ばずしてしゃべることができない。

僕は新聞記者が医学知識をたくさん持てとは主張しない。せめて日本語とか、数字とか、ロジックとか、自分たちが普段使っているものに対しては適切であってほしい。

物書きとして最低限の能力や理念やプロ意識はもってほしい。

「結果の重大さに対する責任ある発言とはいえない」とはあなたのことである。少なくとも僕は、新聞記者だけには「責任ある発言をしろ」とは言われたくない。

責任ある主張とは次のようなものだ。

帝京大学病院でMDR-ABが見つかっている。現在厚労省と警察が調査中だ。調査中と言うことは何が起きているか現在ははっきりしていないと言うことだ。責任ある新聞記者として、私はこの時点で断定的に何かを語ったり、センセーショナルに誰かを攻撃したり、憶測でものを言うべきではない。だから、ここでは空想や憶測による安易な主張はせず、厚労省や警察の発表を静かに待とうと思う。読者諸氏もわれわれの責任ある報道を、今しばらくお待ちいただきたい。

これくらいかっこいい記者だったら、拍手送るけどなあ。

（二〇一〇年九月八日）

ケニアにいるときも、「奇妙な報道」はイヤでも目についてしまう。たまたま産経新聞の記事をネットで読む。ホメオパシーに関する記事である。九月二十六日配信で匿名記事である。

引用はじめ

これに対して、日本の代表的なホメオパシー関連団体の一つ「日本ホメオパシー医学協会」（東京都世田谷区）は、会長談話について反論を展開した。「ホメオパシーの有効性を否定する論文の数は、ほんのわずかしかありません。しかも、学術会議が（効果がないことの）根拠とした論文は欠陥論文です。一方、有効性を肯定する論文は山ほどあります」。

引用終わり

「山ほどある」とは「多い」という意味だが、それはどのくらいを指しているのだろう。どのくらい以上論文があれば「山ほど」あって、どのくらい以下なら少数なのだろう。そもそも、論文とは発表された数で評価できるのだろうか。「有効性を肯定する」とはどういう意味だろう。欠陥論文とは何をもって「欠陥」と銘打たれるのだろう。そのような検証はこの記事には一つもない。ジャーナリストであれば当然発せられるべき疑問だが（なぜならジャーナリストはことの本質を突き詰めようと希求し、それを発表する生業だからだ）、ただ、コメントをもらって垂れ流して「今話題なのはホメオパシー論争ですよ」と「あおる」だけだ。その問題の要諦も、コメントの意味も、価値もまったく検証されない。この記事を読んだからといっても問題の根底は何一つわからない。要するに、この記事には意味も、価値もない。自らの発している言葉に対する、プライドも責任も、掘り下げも、吟味も、思考も、何も感じられない。匿名記事にしたのは賢明である。プライドあるジャーナリストであれば、自分の名前がこの記事に付記されることを決してよしとしないだろう。ケニアの宿舎でこの記事をたまたま読みながら、こんなことを考える。

次いで、僕は以下の論考を自身のブログ（http://georgebest1969.cocolog-nifty.com/blog/）で発表した。基本的に日本の感染症対策で最も欠如しているのは、専門性、総合力、そしてビジョンなのである。

## 院内感染対策は専門性、総合力、そしてビジョンの問題

二〇一〇年九月九日の産経新聞によると、厚労省は「帝京大病院の多剤耐性アシネトバクターによる院内感染問題や国内で新型の耐性菌が検出されていることを受け」、多剤耐性菌の発生動向把握のための具体策の検討を始めたという。

厚労省が耐性菌の問題に注目することそのものには、特に問題はない。問題は「発生動向把握」のために策を練るという目的にある。

わが国の奇妙なところは、何か問題が生じると早急に何らかの対策を立てなければならない、と浮き足だってバタバタと走り出してしまうことにある。感染症対策、高齢者の戸籍問題など、ほとんどすべての問題が同じパターンで、同じ構造で、毎度毎度繰り返される。騒ぎ立て、「何とかしろ」というマスメディアとそれに呼応して政

治的に正しく振る舞おうとする政治家が、「早くしろ、対策を立てろ」と急き立てるのである。わが国の官僚は常に多忙であるが、その割に生産性が低いのはこのような脊髄反射的な仕事に追われているためである。

すでに多剤耐性アシネトバクターは全国の多くの医療機関で検出されていることがわかっている。同等の耐性を持つ緑膿菌も、その他のグラム陰性菌も普遍的に日本中の病院に存在することはわれわれ専門家は「昔から」わかっている。報じられたNDM－1産生菌についても、特にほかの耐性菌と本質的に異なったり、対策に違いがあるものではない。つまり、日本の耐性菌問題は何年も何十年も恒常的に継続されている慢性的な問題なのである。慢性的な問題に可及的速やかな対策をとる根拠は二つしかない。メディア対策と政治的自己満足である。そこでは病院の医療者やそのユーザーたる患者の利益はまったく顧慮されていない。

なぜ、耐性菌の動向を把握するのか。この質問を先日、厚労省結核感染症課の官僚に尋ねたが、「それは耐性菌の状況を把握して情報提供し、耐性菌対策の助けにするためだ」と立て板に水のような「模範解答」が返ってきた。しかし、そのような机上の観念と現実は（ほかの多くの医療行政がそうであるように）かなりの乖離がある。

すでに耐性菌の報告システムは日本に存在している。例えば「感染症の予防及び感染症の患者に対する医療に関する法律」（いわゆる感染症法）では、一九九九年より耐性緑膿菌の定点報告を義務づけており、その発生動向を調査している（二〇〇三年より五類感染症）。

しかし、この報告が医療現場の助けになることはほとんどない。なぜなら、耐性菌の情報とは「全国がどうなっていますよ」という情報ではなく、「うちの病院ではこうですよ」、「私のいる病棟ではこうですよ」という情報こそが大切だからだ。こういう情報をわれわれはローカルな情報と呼ぶ。だから多くの病院では「アンチバイオグラム（病院や病棟における耐性菌情報）」を作成して、実地診療に役立てている。

では、行政として耐性菌の発生動向を把握する意味はないかというとそんなことはない。多剤耐性緑膿菌（ＭＤＲＰ）は日本で承認されている抗菌薬がまったく効かない耐性菌である。したがって、その発生動向を調査すれば日本でこの菌が普遍的に検出されているリアルな問題であることが即座に理解できる。もし耐性菌情報を現場の医療に活かそうと官僚が本気で考えているのなら、「これではいかん」とMDRPの治療薬の緊急承認や普及に力を尽くすのが筋であろう。

しかし、厚労省はこれまで「耐性菌対策と医薬品承認・審査は担当が違う」、「製薬メーカーから申請が来ていない」という誠に「官僚的な」言い訳で知らんぷりを決め込んでいた。対策も取らず、ただ病原体を届け出させて数を数えているのなら、これは子供の夏休みの絵日記と同じである。「今日はトンボを二匹見つけました」と日記に書くのと構造的に同じだ。

得られた情報に呼応する対策が講じられないかぎり、病原体の「届け出」には意味がない。それは「対策をとっていますよ」というポーズ、アリバイ作りにしかならない。あるいは研究者の研究材料にしかならない。現場の医療者は、そして患者は一つも得をしないのである。

感染症対策の先進国であるオランダでも届け出感染症は存在する。ただし、「届け出することで対策をとり、公衆衛生的な介入をかけ、そして減らすことが可能な」感染症のみが届け出義務を有している。しかも、多忙な医療者の便宜を図り、報告は電話でもファックスでもメールでもＯＫである。これに対し、日本の感染症では多くの場合、「届けて何をするか不明瞭な感染症に」報告義務を課している。例えば、「急性ウイルス肝炎」には届け出義務があるが、急性肝炎を報告しても肝炎は絶対に減らない。もしウイルス性肝炎を本気で減らしたいのであればキャリア（ウイルスを有するが症状のない場合）の数を調べなければならないのだ。日本の届け出用紙は記載事項が多く、これも現場の医師には評判が悪い。デング熱の届け出をするのにどうして患者の住所や氏名が必要なのか。ヒト－ヒト感染をしないデング熱の場合、発生数さえ把握できていれば感染対策上問題はない。感染対策をなぜやるのか、という根源的な理由を理解しないまま多くの保健所は「報告を受けたので」という理由で患者の家に電話をかけて「情報収集」にあたっている。対策に寄与しない不要な個人情報の漏洩である。

このように、日本では感染症発生動向把握に対するビジョンやプリンシプル（原則）がないのである。動向を把握してどうしたいのだ？　という目標がないのである。ただ場当たり的にメディアに呼応し、それを報告させて対策をとっているふりをする。

これが重なって現場はますます疲弊するという構造である。

繰り返すが、日本の耐性菌問題は昨日今日起きた緊急の問題では決してない。長い間、われわれ専門家が必死で取り組んできた慢性的な問題である。プロが長い間取っ組み合ってきた問題であるということは、この問題に「イージーなソリューション（解決策）が存在しない」ことを明白に示唆している。イージーなソリューションがない問題に、安直な届け出制度を作ることで「解決してしまったふり」をしてはならない。

耐性菌の問題は、耐性菌の数を数えたからといって解決するわけではない。検査の方法、日常の抗菌薬の適正使用、病棟における感染対策、そして耐性菌感染症の治療戦略など、たくさんの施策を重層的に駆使して対策する。病院の総合力が大切なのである。ならば厚労省が最も心を砕くべきは病院の総合力アップのための施策である。それは病院で感染症のプロがフルタイムでコミットしやすい施策であり、病棟が安全に運用されるための施策であり、抗菌薬が適正に使用される施策でもある。

一方、病院は「耐性菌対策のため」に存在するわけではない。過剰な耐性菌対策はコストもかかるし日常診療を圧迫する。日常診療を円滑に進めつつ、適切な感染症対策を継続する「塩梅」が大事になる。塩梅、微調整が必要となる問題については専門家がよくよく現場を俯瞰して、その場その場の「妥当な振る舞い」を決めなければならない。中央が一意的に計画を立てるような対策法は、「塩梅」の重要な院内感染対策にはそぐわない。ことあるごとに厚労省や保健所が調査に入るような「労多くて益少ない」対策だけはごめん被りたい。

厚労省は何も慌てる必要はない。時間をかけるべきである。まずは多種多様な感染症の専門家の意見をじっくりと時間をかけて聴いてほしい。そして何よりもまず最初に、われわれはどのような院内感染のあり方を目指しているのか、ビジョンを明確にすべきである。病院が病院であるかぎり院内感染はなくならない。なくならない、という前提でどこまでの対応が妥当なのか「塩梅」探しの模索をすることこそがビジョンの追求である

少し熱が出てきた。腸炎の初日はよく熱が出る。字を書くのも本を読むのもおっくうになり、ベッドに入って仮眠を取る。午後七時になって稲田先生に起こされる。よ

く寝たものだ。でも少し体力は回復してきた。歩いて十分ほどの香港料理を食わせる店に行き、最後の宴となる。キャンプのメンバー、なおさん、五十嵐さん、それと富塚さんの三人も加わる。

結局今回のキャンプで見た患者総数は約千五百人、エイズ患者が九十人程度。HIV検査を受けたのが百八十人、陽性者が十五人であった。ようやくキャンプも終了である。セッティングから僕らのようなボランティアのお世話まで全部やっていた稲田先生、本当にお疲れ様でした。

午後十時に帰宅。そのまま僕は泥のように眠る。朝起きたら、午前五時であった。昼寝もしたのに、七時間も睡眠を取るのは僕的にはとても異例なことだ。余程体が休息を要求していたらしい。元気が出てきた。

2010年9月27日

最終日の夜明けは美しかった。これがアフリカの夜明けなのだと、だれもが得心するような夜明けであった。てっぺんが平べったくなったアフリカ大陸特有の樹木をシルエットに、その大きな朝日が昇っていく。旅ももう終わりである。

# あとがき

帰りの飛行機ではレヴィ＝ストロースの『悲しき熱帯I』（川田順造訳、中央公論社）、『闘うレヴィ＝ストロース』（渡辺公三著、平凡社）、そしてロラン・バルトの『表徴の帝国』（宗左近訳、筑摩書房）を読んでいた。ちょろちょろと居眠りしながら、あるいは映画を流し見ながら読んでいた。バルトの日本論はむろんポスト・モダンのそれであるが、非常に示唆的であるのと同時に今の僕の目には少し古くうつった。また、バルトのようなスーパー・インテリであっても日本についてのナイーブな誤謬・誤解は少なからずあるのだと知り、少し驚き、当惑もした。外国人が外国について書くことの困難さを改めて思い知らされ、本書を書くにあたり、少し暗澹たる気持ちになった。

二〇一〇年の夏は猛暑の夏であったが、九月二十八日（火）に帰国してみると、季節は一気に秋になり、平均気温も十度以上低下していた。

当たり前のことだが、僕が日本の外にいる間、日本は同じ姿をとどめて待っていてはくれない。同じ時間、日本も確実に変化する。このことに自覚的であることは重要である。

他国との比較文化を論じるとき、この時間のずれが考慮されていないことは多い。

例えば、一九八〇年代に日本の医療を体験した医師が一九九〇年代にアメリカに渡る。彼（女）の日米の比較は一九八〇年代の日本と一九九〇年代のアメリカの比較となる。しかも、観察者も同時に変化していることに注意を払うべきだ。一九八〇年代の日本を観察しているのは一九八〇年代の彼（女）、例えば二十代の人としようか、であり、一九九〇年代のアメリカを観察しているのは一九九〇年代の三十代の彼（女）である。一ディケイドは、よくも悪くも人の見方を変えるのに十分な時間である。厳密な意味で、僕らは共時的に二者あるいはそれ以上の比較をすることができないのである。この時間のアスペクトに無頓着な比較医療論、比較医療文化論は残念ながら遍在している。僕自身も、よほど自覚的であってもこの罠にはまってしまっている可能性が高い。

僕は本を書くとき、できるだけ読者が読みやすいよう、すらすらと読めるよう努力している。寝っ転がって気楽な気持ちで読めばよい本が多い。眉間にしわをよせ、鎮座してまじめに読む本は少ない。世の中には、特に医学界にはマゾヒスティックな人が多く、読書は苦痛に耐えながら行わねばならない、と固く信じている人がいる。そういう人には僕の文章は「軽すぎる」と苦情を言われる。マゾヒストが「もっと強くぶって」と言うようなものだ。僕は苦痛を感じながら読む本は嫌いではない。だから本書を執筆中もどう考えても読みやすいとは言えないカントを読み、それを是としていた。難しい本か、簡単な本かは本の本質ではない（重要な性質だとは思うが）。目的に合致していればどちらでもよいのだと思う。問題は、寝っ転がって読む本に正座して読む本の属性を求め、あるいはその逆をやることである。豚が空を飛べないのは、豚のせいではない。

本書も、ご多分にもれず寝っ転がって読む類の本である。だから、本書が「正座をして読むような本ではない」と言われても困ってしまう。豚に空を飛ばないと難じるようなものだからだ。寝っ転がって読む本は正座して読む本より明らかに格が低いかもしれないが、かといって人間が正座ばかりしているわけにもいかない。時に寝っ転がることが必要だ。だから、本書のような寝っ転がって読む本にもいくばくかの価値はあるんじゃないかなあ、と僕は思う。

末筆になったが、今回のツアーで何から何までお世話になったＩＬＦＡＲの稲田頼太郎先生、ＩＬＦＡＲ釧路・釧路労災病院の宮城島拓人先生、ツアーで一緒だった皆々様、スラムのボランティアの皆さん、その他、僕にインスピレーションを与えてくださったすべての皆さんに心から御礼申し上げます。克誠堂出版の角田優子さんには『悪魔の味方』以来久しぶりの担当をお願いし、すてきな本に仕上げてくれました。いっしょに『頭が毒入りリンゴになったわかものと王国の話』(中外医学社)という絵本を描いた土井由紀子さんにはケニアのイメージをお伝えし、すばらしい多色刷りの木版画を作って表紙を飾ってくださいました。土井さんは「未来少年コナン」のときの宮崎駿みたいに群衆を描くのが上手だと思いました。皆さん、ありがとうございました。アサンテ!

**ＩＬＦＡＲ(The Inada-Lange Foundation for AIDS Research)日本連絡先**
〒一五七—〇〇六一　東京都世田谷区北烏山三—一九—一五
細淵健一郎(ＩＬＦＡＲ日本サイト副事務局長)
http://www.ne.jp/asahi/ilfar/home/
E-mail　ilfar-jimukyoku@asahi.email.ne.jp

【著者略歴】
岩田 健太郎（いわた けんたろう）

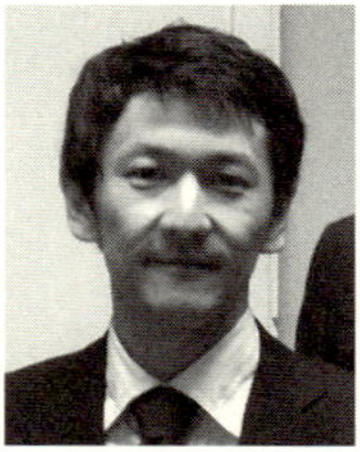

1971年島根県生まれ。島根医科大学卒業。沖縄県立中部病院研修医、コロンビア大学セントルークス・ルーズベルト病院内科医研修医を経てアルバートアインシュタイン大学ベスイスラエル・メディカルセンター感染症フェローとなる。2003年より北京インターナショナルSOSクリニックに勤務。2004年に米国感染症専門医、ロンドン大学熱帯医学衛生学校感染症修士。2004年、亀田総合病院総合診療部感染症内科部長代理、2005年、同院総合診療科総合診療・感染症科部長。著書に「バイオテロと医師たち」（集英社、著者名・最上丈二）など。

2008年より神戸大学大学院医学研究科微生物感染症学講座感染治療学分野　教授。

PHPビジネスコーチ、米国内科学会フェロー（FACP）、米国感染症学会フェロー（FIDSA）。

ケニアのスラムで高血圧を治さない　〈検印省略〉
—類化性能と別化性能—

2011年 3月3日 第1版発行

定価（本体 1,600円＋税）

著　者　岩田健太郎
発行者　今井　良
発行所　克誠堂出版株式会社
〒113-0033　東京都文京区本郷 3-23-5-202
電話（03）3811-0995　振替 00180-0-196804
URL　http://www.kokuseido.co.jp/
印　刷　ソフト・エス・アイ株式会社

装　画　土井由紀子
装本デザイン　田代睦三（blanc）

ISBN978-4-7719-0376-0 C 3047 ¥1600 E


※カバーの言葉 “Bahati Haina Dawa”（バハティ ハイナ ダワ）はスワヒリ語のことわざで、「運につける薬なし（運命にはさからえない）」という意味。
（http://www.africafe.jp/kotowaza.html#kakugen より）